瑜 伽

马玉健 编著

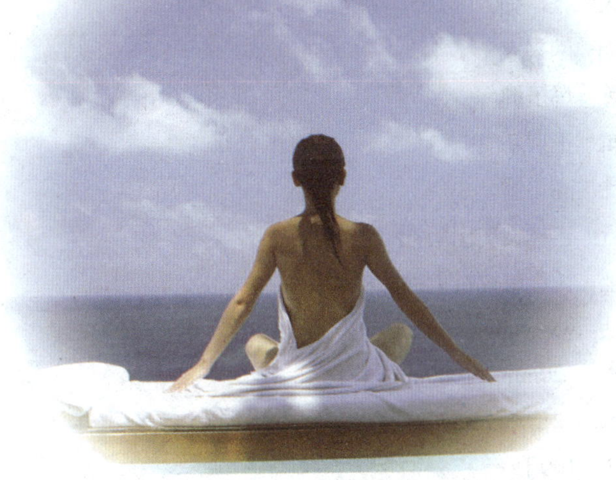

吉林文史出版社

图书在版编目（CIP）数据

瑜伽 / 马玉健编著. -- 长春：吉林文史出版社,
2013.9（2023.5重印）
ISBN 978-7-5472-1717-7

Ⅰ. ①瑜… Ⅱ. ①马… Ⅲ. ①瑜伽－基本知识 Ⅳ.
①R247.4

中国版本图书馆CIP数据核字(2013)第225699号

瑜伽
YUJIA

出版人 张 强
主　编 南来寒
编　著 马玉健
责任编辑 王 新
封面设计 高 雪
出版发行 吉林文史出版社
地　址 长春市福祉大路5788号
网　址 www.jlws.com.cn
开　本 720mm×1000mm 1/16
印　张 12
字　数 100千
印　刷 天津海德伟业印务有限公司
版　次 2014年1月第1版 2023年5月第4次印刷
书　号 ISBN 978-7-5472-1717-7
定　价 59.80元

编委会

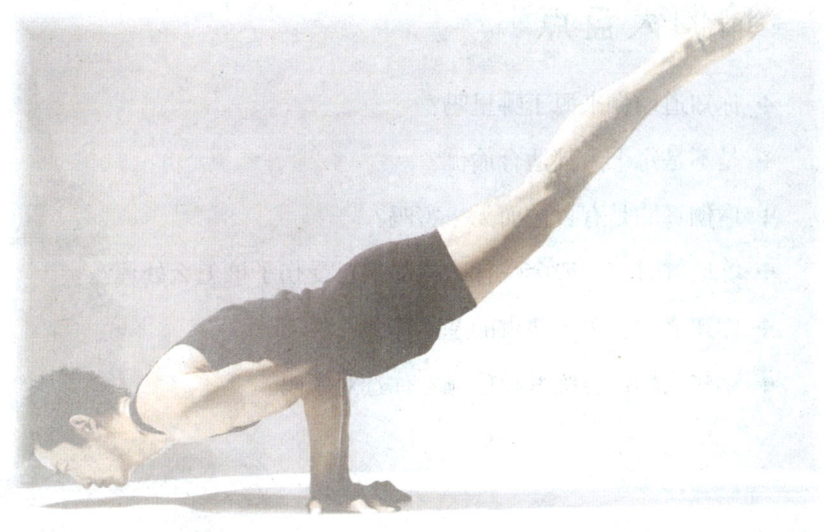

内容简介

瑜伽是近年来比较流行的健身项目之一，尤其深受广大女同胞们的追捧。瑜伽的魅力不仅在于它能让女性拥有更加完美的身材，更重要的是它可以把人的身体与大自然合二为一，充分体现出人们意念力的伟大与深邃。

本书翔实地叙述了瑜伽的发展、瑜伽练习中的自我保护、瑜伽的三大练习方法、练瑜伽的基本体式，并为广大健身爱好者中的瑜伽爱好者量身定做瑜伽课程，以图文并茂的形式，把一项神秘而又古老的强身术呈现在您面前。下面，让我们一起来揭开它神秘的面纱，进行一次愉悦而又神圣的瑜伽之旅吧。

瑜伽大盘点

- 你知道瑜伽来源于哪里吗？
- 是不是每个人都适合瑜伽？
- 瑜伽真的是有百益而无一害吗？
- 练瑜伽时，一般会受什么样的伤？受伤了该怎么处理？
- 你知道哪些关于瑜伽的基本体式？
- 哪些人群适合练哪种瑜伽？你选对了吗？

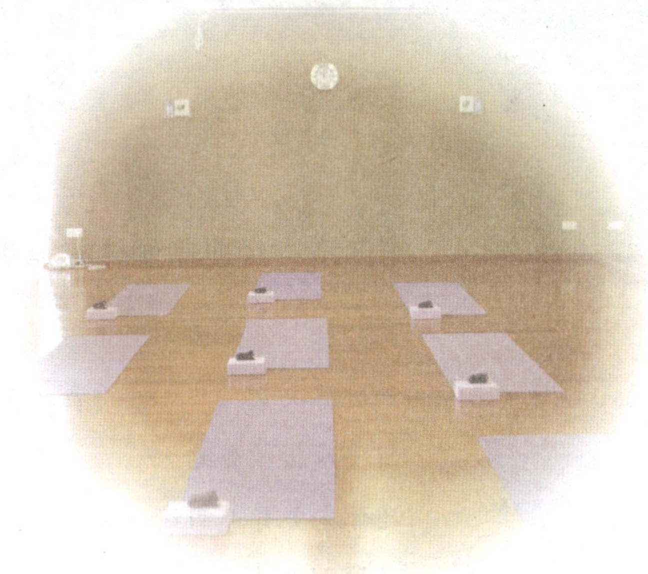

第一章　什么是瑜

第二章　练瑜伽时，怎样做好自我保护

第三章　你知道瑜伽的三大练习方法吗

第四章　经典瑜伽体式，你了解多少

第一章

什么是瑜伽

瑜
伽

何为瑜伽

你知道瑜伽吗？会练瑜伽吗？也许你会几个瑜伽的姿势，也许你能够完美掌握瑜伽各种体势，但是很可能你并不了解瑜伽的精髓、瑜伽的渊源、瑜伽的理念。“瑜伽”一词来自梵语，这个词汇最早出现在婆罗门的教义《梨俱吠陀》中，在此书中，“瑜伽”的意思是指套在牛、马脖子上的器具，具有用工具将牛和马牵连在一起的意思。后来，它的意思逐渐扩大，有“连接”“结合”“一起”的意思。婆罗门的教义将每个单独个体和灵魂称为“自我”，把宇宙世界称为“大我”，他们深信只要将两者相互结合，就会实现世人的解脱，而“瑜伽”就是实现两者结合的手段。婆罗门教的经典著作《薄伽梵歌》中对这个问题做了明确的解释：瑜伽就是指促使个人的灵魂与宇宙灵魂结合的手段，是一种普通人实现解脱的一种方式和途径。总体上说，瑜伽就是指“生命本体”和“自我”的结合，它的精髓是

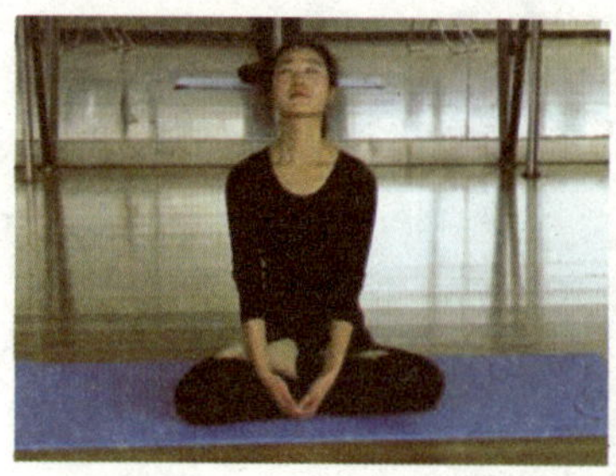

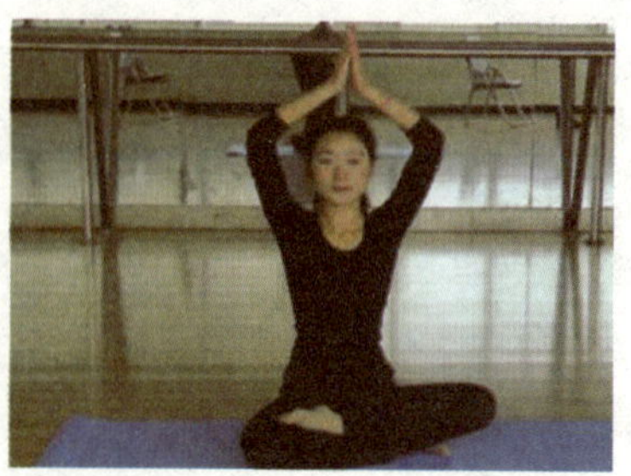

身体与心灵的结合，即要求身体和心理达到最和谐的理想状态。

现在几乎世界各地都流行瑜伽运动，它并不只是一套时髦的健身运动而已。瑜伽是一种有着历史、文化渊源的古老哲学修炼理论，它将哲学、人体、自然、宇宙观和艺术都融为一体。数千年来，它随着印度的宗教发展不断地深化和演变，构建在古印度哲学的基础之上，是印度文化的一个重要组成部分。古代的瑜伽修炼者发展了瑜伽体系，他们深信通过修炼瑜伽，可以调节和控制心灵和感知，达到身体和心灵和谐统一、个人灵魂和自然的结合，以修炼出永远健康的身体素质。

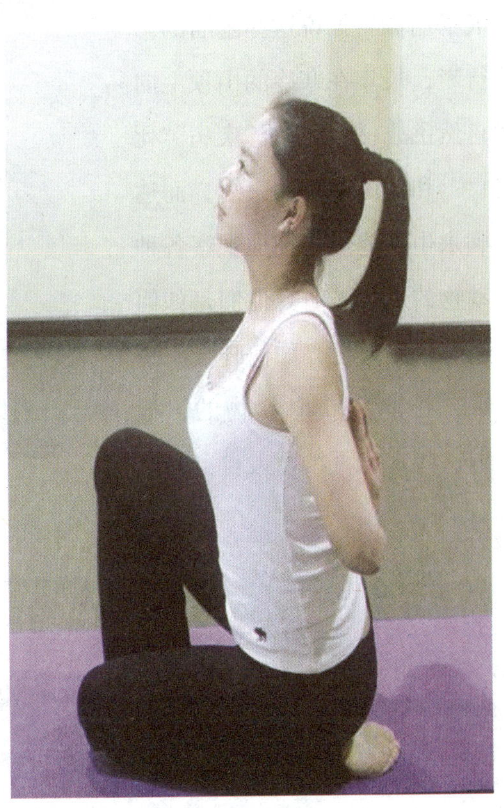

瑜伽的起源

传说在5000年之前瑜伽就已经起源在印度河文明一带，在古印度高达8000米的圣母山上，有人修炼成仙，他们将自己的修炼秘籍传授给后人，秘籍流传下来，后来演变成了瑜伽。据说这些隐居的修行者，长年在寒冷的山顶上向自然挑战，想要克服“疾病”“死亡”和“肉体”的束缚，而达到永生。他们仔细地观察各种动物的形态，研究他们是如何适应自然环境，如何呼吸、睡眠、排泄和获取食物的，根据这些观察再结合人自身的结

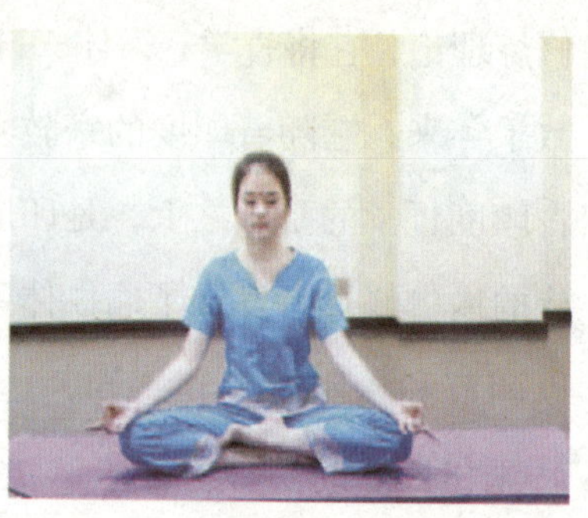

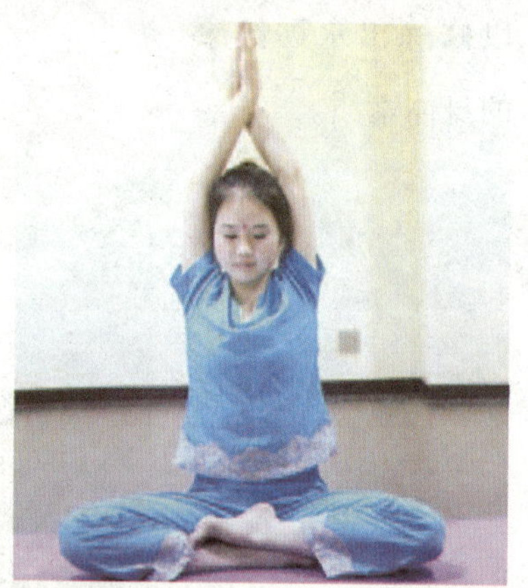

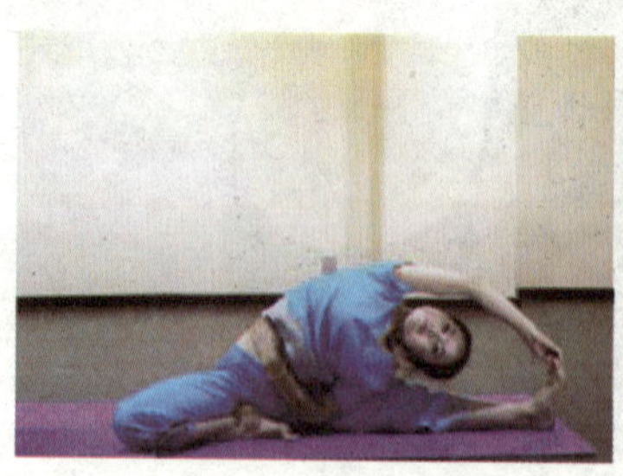

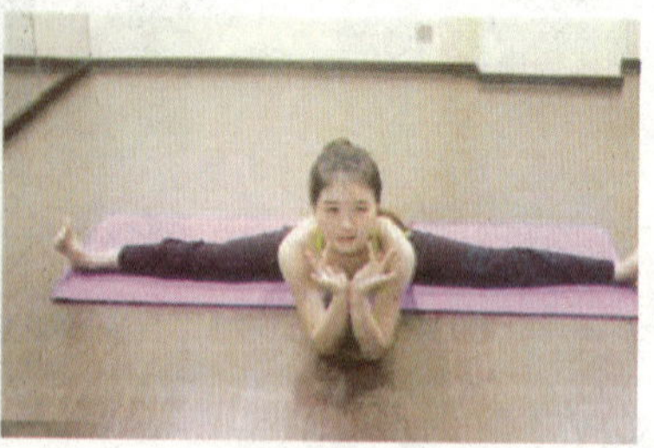

构、体形，这样就产生了瑜伽的修炼方法。修行者渴望达到人类心灵和自然万物灵魂的统一、和谐，这就是瑜伽静坐冥想的起源。开始时，瑜伽修行者只是隐居在山林秘洞之中的修行者，后来扩展到宗教、寺院等，后来又在印度的普通人中流传开来。

根据科学的考古发现，在哈拉帕和摩亨佐达的考古遗址中发现了一些有价值的印章和石雕，上面刻有瑜伽的各种姿势和人修炼瑜伽时冥想的图案。这说明当时居住在此的达罗毗荼人就已经开始修炼瑜伽了。这也印证了传说，5000年前的印度确实有了瑜伽活动。

那么，瑜伽为什么会在印度产生呢？一切事物的产生都与周围的生活环境息息相关，瑜伽也不例外。印度常年处在高温炎热的气候环境之中，生活在这样环境之中的人们，必然需要静心凝神，内心太过躁动自然不宜。人们修炼瑜伽可以修身养性、静心冥想，对抵御酷热的天气是非常有用的。这同中国的古话“心静自然凉”是一个道理。

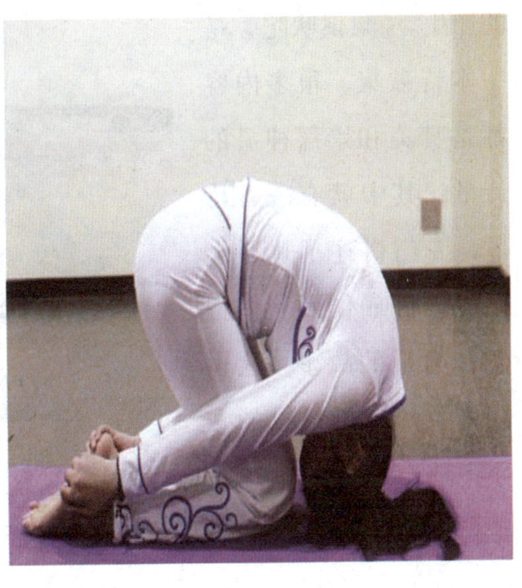

应该是在公元前2000年，原本居住在高加索和南欧草原一带的雅

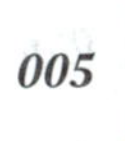

利安人开始迁移，他们入侵印度河流域并且占领了当地居民达罗毗荼人的居住地。来到这里后，本来是游牧民族的雅利安人开始学习耕作知识，同时也吸收了达罗毗荼人的文化。自然，也学习了他们的瑜伽活动。在公元前1500年左右，雅利安人的婆罗门教开始出现，《梨俱吠陀》的出现标志着婆罗门教的产生。《梨俱吠陀》是一本诗歌集，很多内容都是赞美和崇拜神灵的诗歌，其中就有一首诗歌，专门讲述了普通人通过修炼瑜伽而获得智慧和力量的故事。这也是有关瑜伽的最早的文字记录。

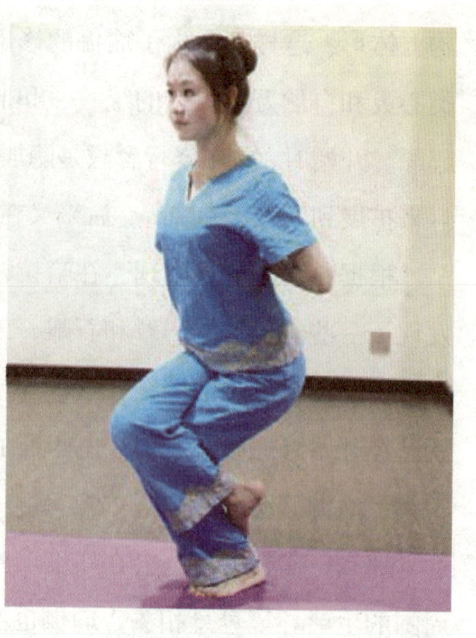

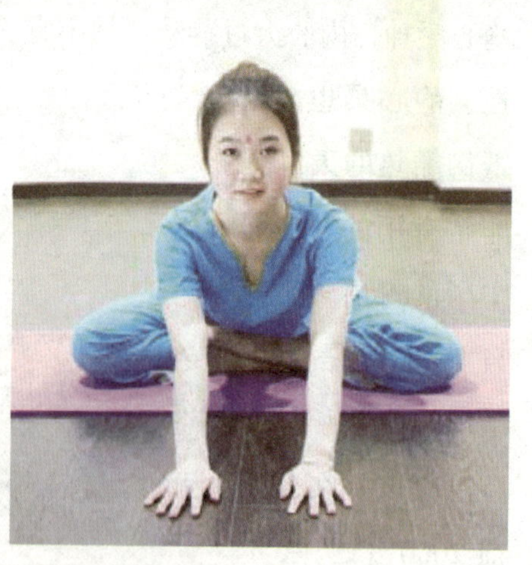

公元前7世纪后，婆罗门教义有了新的发展，开始涌现出

探讨人类起源、人与世界的关系和人的本质等一些有关哲学的问题。瑜伽思想也随之有了新的发展。在《奥义书》中将瑜伽定义为“统治心和各种器官的活动”；也对瑜伽的修炼做了系统的分类，有了最初的“六支行法”，这六支行包括调息、静虑、制感、执持、观慧和三昧。在这时，关于瑜伽的学说已经形成，它与婆罗门教关系密切，是门徒的主要修行方法。教徒们相信通过修炼瑜伽可以实现对心灵和身体的控制，可以达到个人灵魂和宇宙的结合。

公元前 4 世纪后，瑜伽已经由婆罗门教流传到印度民间。在这个时期，瑜伽又有了新的发展，出现了不同类型的瑜伽修炼术。在《薄伽梵歌》中就记录了三种瑜伽，分别是智瑜伽、业瑜伽、信瑜伽。

后来到了公元前 2 世纪，瑜伽学说已经发展成为一个独立的学派，并且成为婆罗门教六大正统哲学流派之一。创始人波颠阇利的著作《瑜伽经》成为瑜伽派的经典。此书中对瑜伽做了系统的总结，将瑜伽学上升为一个完整的理论体系和实践知识相结合的哲学体系。

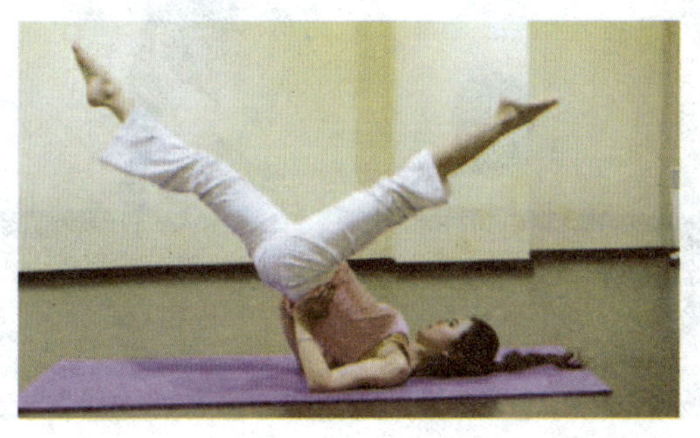

4世纪以后，婆罗门教经过改革，发展为“新婆罗门教”，也就是我们今天所说的“印度教”。在印度教时期，瑜伽广泛传播，又衍生出许多新的类别，其中最重要的是“诃特瑜伽”，是“力量瑜伽”的意思。诃特瑜伽有几十种功法，注重调息、做法和身体各个部位的训练。后来，逐渐演变成一种强身健体的锻炼方法，现在欧美和各国流行的主要就是这种瑜伽。

瑜伽的衍生物

❖ 瑜伽与普拉提

瑜伽和普拉提是不是很相似？是不是感觉它们是源自一处？告诉你，错啦！瑜伽和普拉提不是近亲！为了澄清大多数人的误会，有必要解释一下瑜伽和普拉提的区别。

瑜伽和普拉提是风靡全球的两项运动，它们在动作和呼吸调节等方面都有很多的相同点，很多人都会将两者混淆在一起，

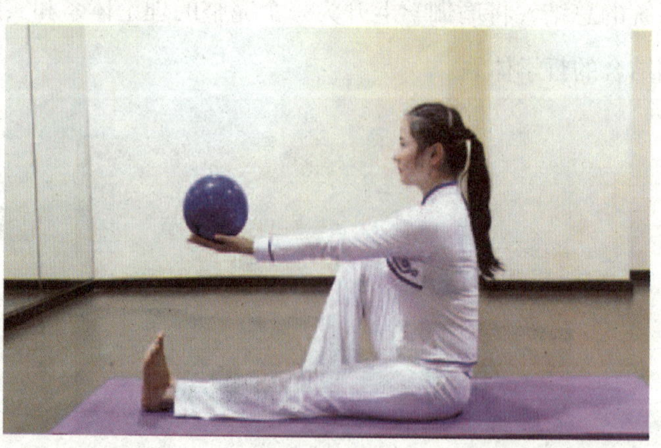

其实它们有着本质的区别，起源、发展过程都没有联系。普拉提源于西方，是由德国约瑟夫·普拉提在 1926 年创建的一种健身运动，一开始只是在练舞者、影星、名流贵族中流行，是他们健身、美化形体的秘籍。后来，随着人们健身意识的提高，普拉提开始在普通大众中传播开来。普拉提注重的是肌体和肌肉力量的训练。西方人一直重视肌肉和生理机能的训练，像是胸、腰、腹、臀等部位，这与瑜伽就有着明显的区别。瑜伽源自东方，讲究的是呼吸和心灵的和谐统一。

随着社会的发展，普拉提也在不断地发展和改变，渐渐地融入了瑜伽、太极、芭蕾形体的一些训练方式和理念。普拉提训练时的呼吸方式是口鼻呼吸，是针对肌肉、关节的训练，它以增强和改变人体的肌肉功能进而改变人体脊柱腰椎等为训练目的。

❖ 现代瑜伽的各种分支

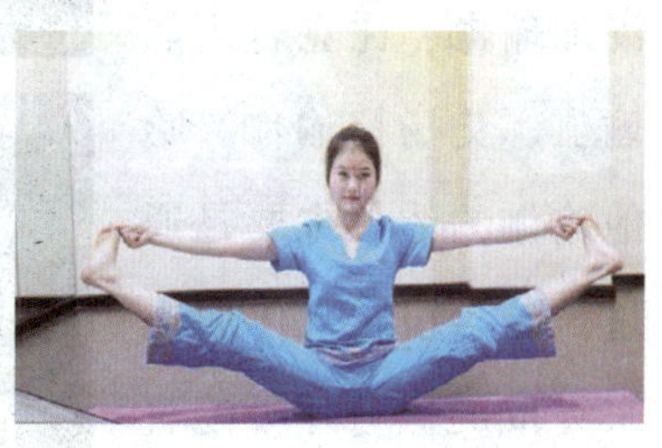

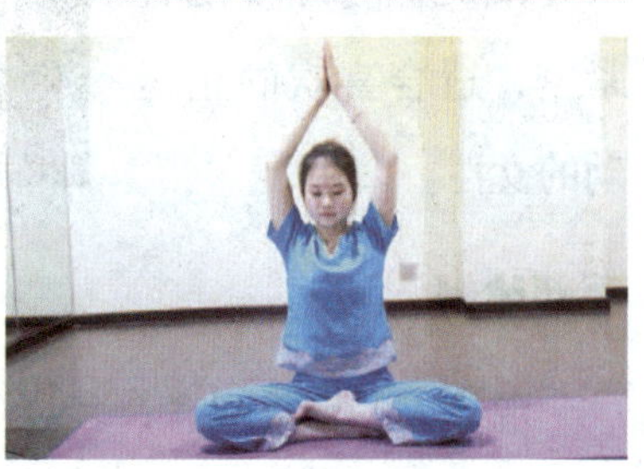

你知道的瑜伽种类有多少？在不同时期、不同的场所你适合练什么样的瑜伽？

随着瑜伽的大量传播，越来越多的人开始修炼瑜伽，瑜伽的种类也有了新的发展和进化，已经被修炼和喜爱瑜伽的人细分为多种不同类

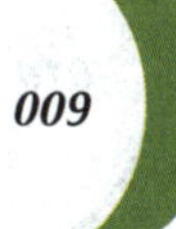

型的瑜伽，例如，儿童瑜伽、孕期和产后瑜伽、孕晚期和分娩瑜伽等。

美体瘦身瑜伽

瑜伽如此受欢迎很大程度是由于它有塑形美体、减肥的功效。现代人通过对古老瑜伽动作的提炼，总结出了一些对美化体形、消耗脂肪很有功效的瑜伽动作，并进行整体的编排和个别的动作改良，成为专门的美体瘦身瑜伽。

这种瑜伽不同于一些减肥药或者医疗减肥方法，在甩掉脂肪的同时，还会塑造完美的体形，使身材凹凸有致，所以受到广大青年、中年女性的喜爱。在许多的减肥瑜伽中，最主要的分为四类，即哈他瑜伽、阿斯汤加瑜伽、比克若姆热瑜伽、艾扬格瑜伽。哈他瑜伽的体位主要是通过拉伸、扭转人体肌肉来完成的，与呼吸配合紧密，适合喜欢静止运动的女性。

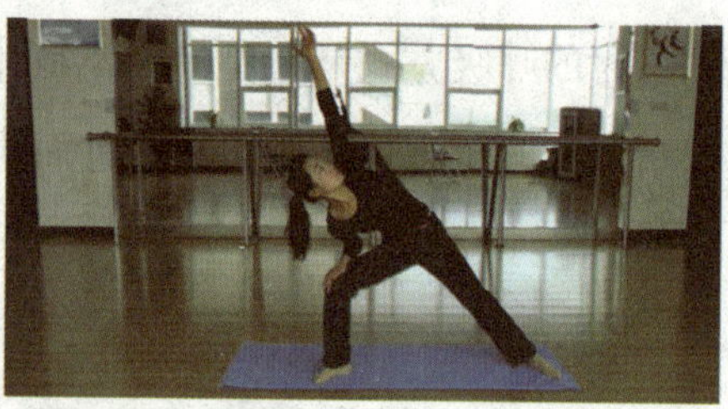

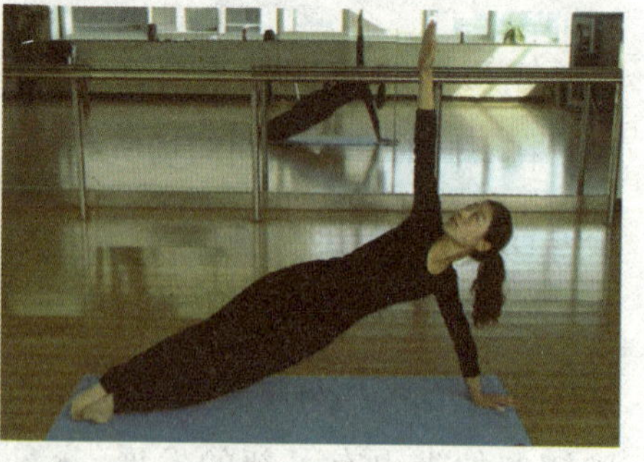

面部瑜伽

现代人的审美观念，多数都认为小小的鸭蛋脸或者瓜子脸是完美的脸型。所以，小小的脸蛋也成了现代爱美的女性追求的标准之一。如果去打瘦脸针不仅会反弹，还会产生面部肌肉不正常、表情怪异等不良后果。其实，通过练习面部瑜伽，长期坚持就可以起到收紧肌肤、消除皱纹的功效，也不会有其他不良的反应和副作用。

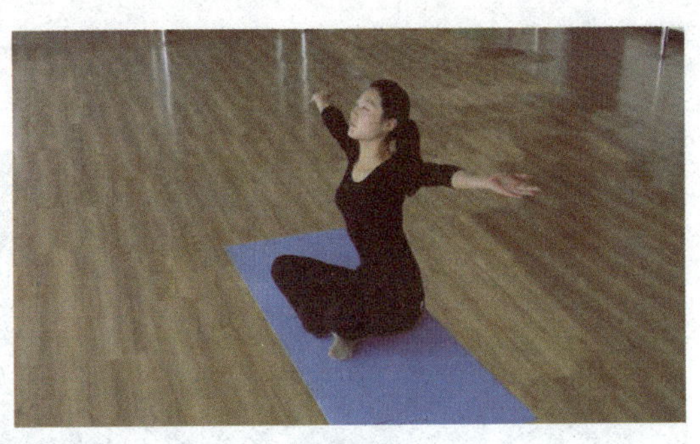

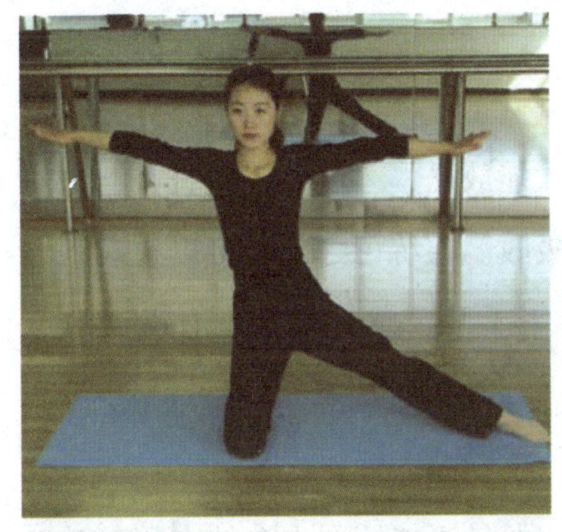

练习面部瑜伽要注意以下几点：

1. 要给脸蛋充分的滋养

在做面部瑜伽之前，面部要得到充分的滋养才能收获良好的效果。在面部肌肤干燥的情况下进行，不仅不会起到紧致肌肤的作用，还会催生面部的细纹。所以，在做面部瑜伽之前一定要涂上温和型的化妆水、柔肤水等。

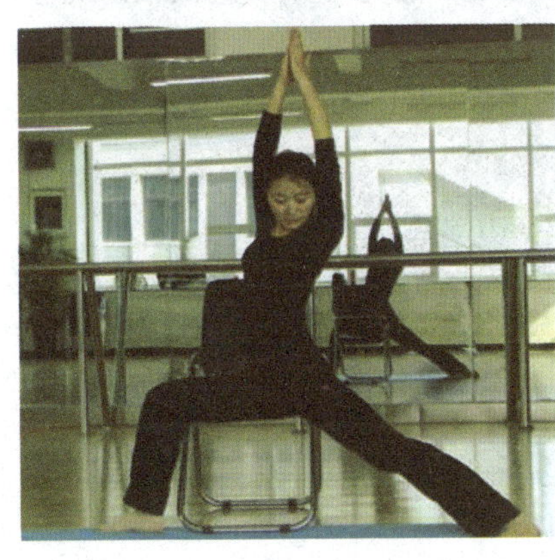

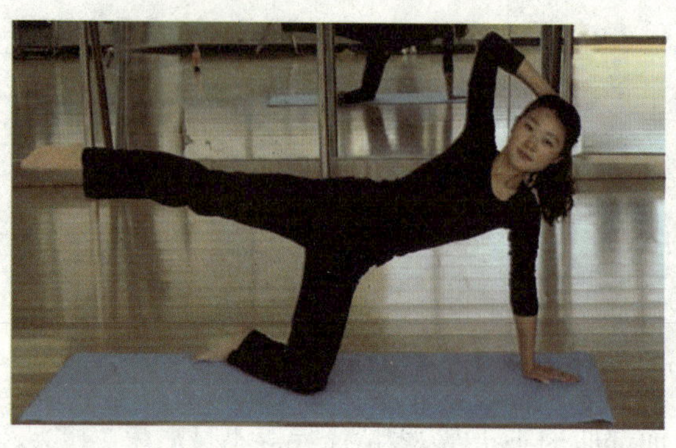

2. 练习速度要放慢

和身体瑜伽一样，面部瑜伽也要跟随呼吸，有韵律地进行。不能操之过急，要保证面部的每个穴位都得到刺激，这样才能达到瘦脸的效果。

3. 按摩前要预热手部

有一定的温度后，肌肤才能放松，才能使毛孔打开，之前涂抹在脸上的营养水充分地吸收。在练习之前，可以在双手上涂抹一些精油，快速地搓几下手掌，感觉到手掌有微微热度即可。

4. 不宜太过频繁

面部瑜伽虽然效果很好，但是不能练习太多的次数。对于初学者，脸部肌肤会吃不消，所以每天做 3 ～ 4 组即可。

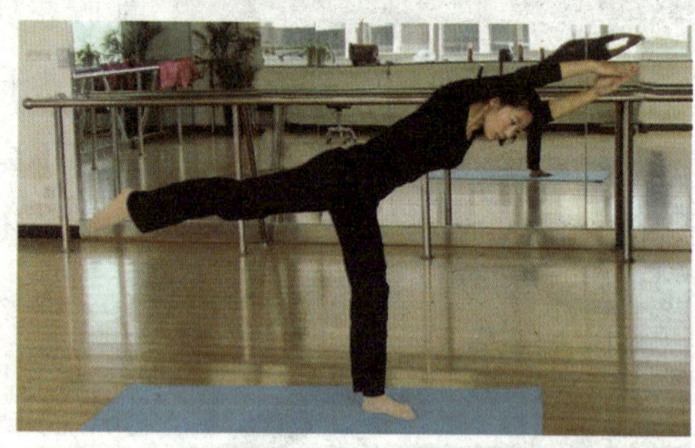

5. 最好对着镜子练习

初学者手法

生疏，对着镜子练习，可以纠正不正确的手法，还可以保证按摩到精准的穴位。

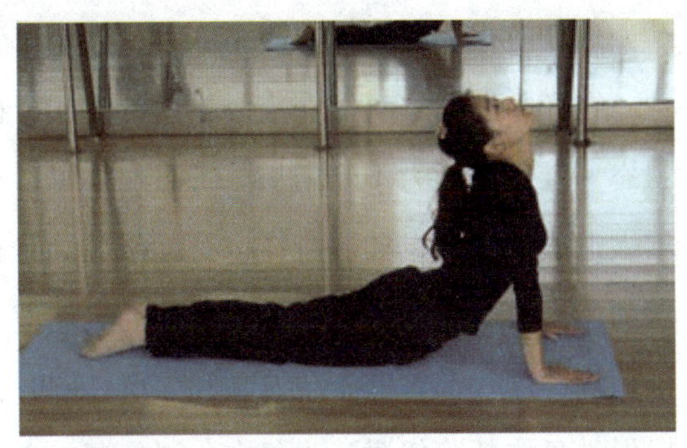

6. 最好是在晚上练习

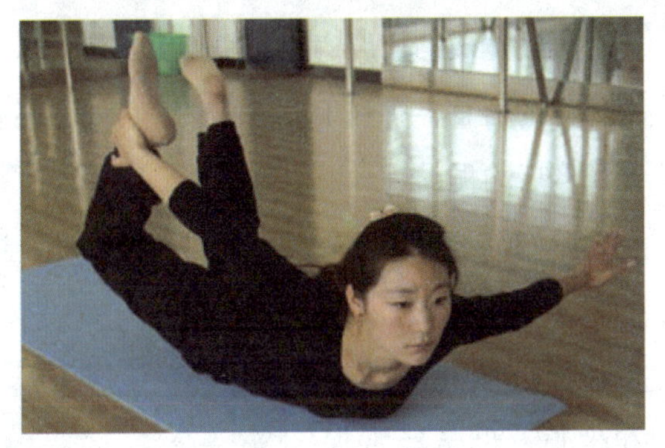

白天时脸部会涂有很多化妆品，再加上脸部不清洁不适合进行按摩。在晚上卸妆后，给脸部做完彻底的清洁和基础保养后，是练习脸部瑜伽的最佳时期。

很多人练习几天后觉得没有什么效果，便放弃了。这是非常可惜的。脸部瑜伽不会立即起到瘦脸的效果，但是坚持 2 ～ 3 个月后，就会明显发现脸部的线条变得更加流畅，脸部多余的脂肪也会消失，皮肤紧实有弹性。

孕妇瑜伽

瑜伽本来是一种伸展性很强的运动，专门的孕妇瑜伽已经将其中难度大动作去掉了，并不要求动作到位，主要练其神。

孕妇瑜伽有很多好处，主要在母体、胎儿和孕妇情绪三方面。

在怀孕期间，身体有很多不适的症状，也会有情绪紧绷的状态，腰部的压力不断增加。练习瑜伽可以舒缓腰部压力不断增大造成的不适，伸展身体也有助于分娩时打开骨盆，还可以增强体力缓解肌肉紧张，提高身体的柔韧度和灵活度，促进血液循环，这些都有助于孕妇顺利生产。同时，孕妇练习瑜伽可以促进身体新陈代谢，改善内分泌失调，有效地预防由于血液循环不畅造成的产后痔疮和便秘等疾病。练习瑜伽还可以按摩身体内的器官，有利于身体健康。另外，还有专门针对腹部恢复的产后瑜伽。

孕妇练习瑜伽不仅可以促进血液循环，还可以增加对婴儿的氧气和营养的供给量，促进胎儿的发育和生长。母亲经常保持愉悦的心情，也会对孩子形成开朗乐观的性格有一定的影响。练习1小时的瑜伽相当于4小时的良好睡眠，改善睡眠，提高睡眠质量，进而消除了孕期的疲劳症状，精力充沛，这些都会

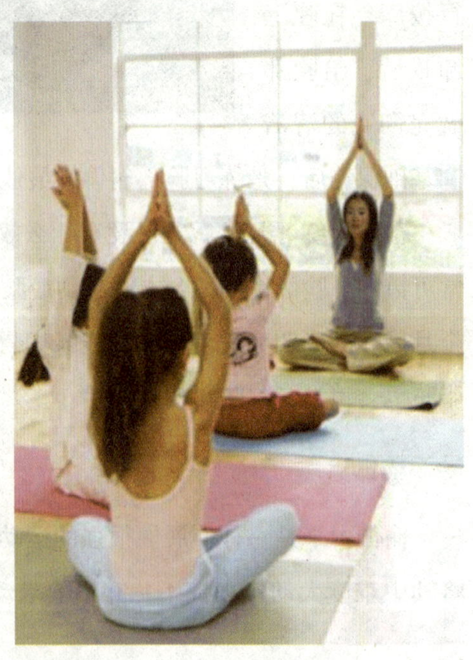

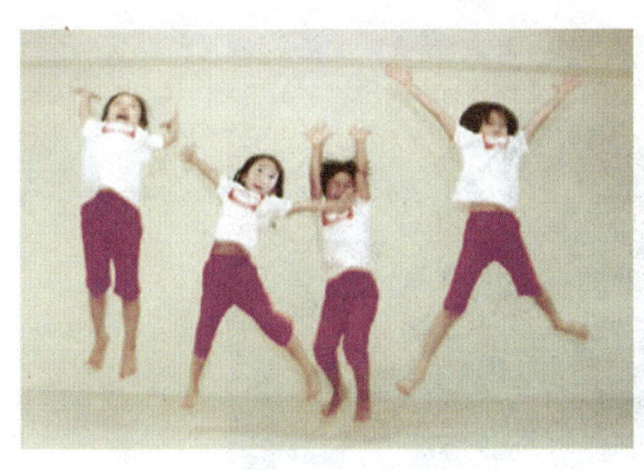

使母体孕育出一个健康的宝宝。

瑜伽的冥想呼吸法能够减轻母体身体和心理的压力，保持平稳的心境，乐观的态度。减缓情绪波动，会将母体的意念都集中在胎儿的身上，有助于母体和宝宝的沟通，在腹中就建立了浓厚的亲子感情。

有些瑜伽动作适合孕妇经常练习，如下蹲的动作、可以收阴的动作、骨盆倾斜的动作、呼吸扩展胸腔的动作。但像后弯类的动作、腹部动作、深度扭转的动作、倒立动作就不适合孕妇做了。

儿童瑜伽

儿童本来身体就已经很柔软了，那么为什么儿童还需要练瑜伽呢？儿童修炼瑜伽又有什么好处呢？儿童瑜伽与成人修炼的瑜伽有什么区别呢？儿童修炼瑜伽会不会对身体有不良的影响呢？

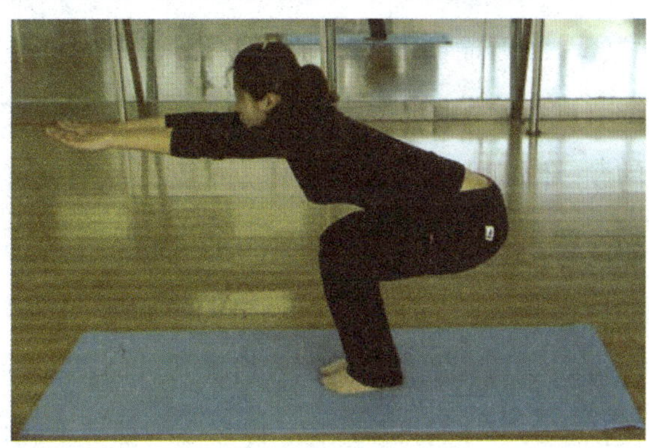

小孩子大多活泼好动，

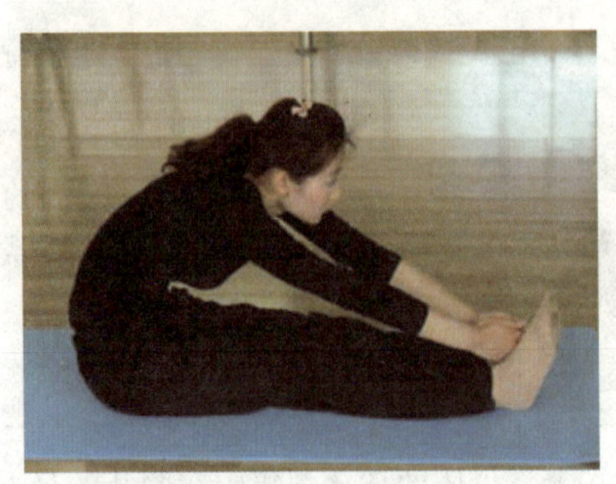

没有什么耐性，注意力不易集中，儿童瑜伽结合了运动和游戏的方式，让孩子们在运动和游戏中学会耐心、专注和互动。经常练习瑜伽的儿童在协调力和平衡能力上都会高于同龄人，也会增加耐力和毅力，这对发展孩子的体能、智能和情绪控制能力都有着重要的作用。儿童瑜伽主要有以下几大功效：

1. 促进新陈代谢，加强韧带柔韧性，矫正骨骼发育，促进身体生长

瑜伽运动是以呼吸和身体运动相结合的方式进行训练，儿童经常练习瑜伽可以增强新陈代谢功能。并且在运动和呼吸的调节过程中，可以增加孩子的肺活量，预防支气管敏感产生的问题。刚刚出生的婴儿身体是非常柔软的，可是随着人体的不断发育，我们的骨骼和韧带变得不再那么灵活了。儿童修炼瑜伽可以使他们长久地保持韧带的柔韧性，不会使身体随着发育变得僵硬。儿童正是骨骼发育的最佳时期，骨骼发育不好便会使孩子的形体有许多缺陷。许多孩子都有不同程度的不良坐姿、

站姿和行走姿势，例如，驼背、罗圈腿、O 形腿、X 形腿等，修炼瑜伽的过程就可以矫正这些姿势，使他们长大后拥有完美的形体和仪态。瑜伽动作中有很多拉伸、伸展的姿势，都能很好地刺激儿童骨骼和软骨的增生和分类，有助于身体的增长。

2. 提高注意力，培养儿童的专注力和耐力

小孩子都是天性好动的，不少孩子都有多动症的毛病，无论做什么事情大体坚持到 10 分钟，然后就开始左顾右盼、东张西望了。瑜伽讲求的是“身体和心灵的结合”，又注重静坐冥想的过程，这样孩子在调节呼吸、冥想和放松运动中就能够变得心平气和，自然注意力就会集中了。瑜伽中有许多要求坚持静止一段时间的动作，这就要求孩子们在调节呼吸的同时，要克服身体的不适应，拉伸肌肉和骨骼，尽量保持平衡，从而培养孩子们的专注力和耐力。

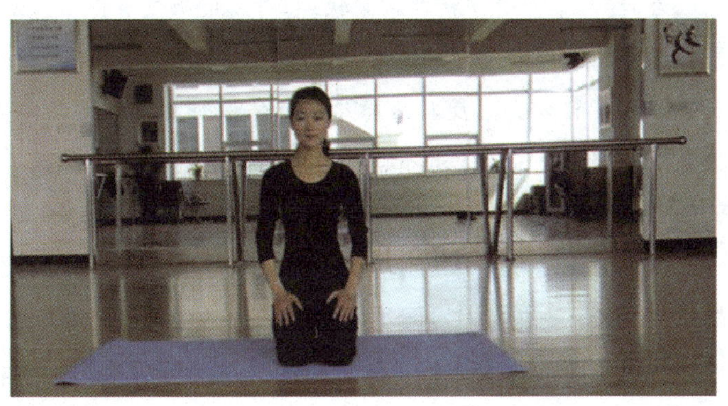

3. 促进身心健康，预防儿童肥胖

通过呼吸和运动配合，加快全身的血液循环，各种体式的扭转拉伸，可增强少儿的消化功能，各种模仿动物和自然静物的姿势，还能丰富孩子们的想象力。随着现代经济的发展，生活水平不断提高，很多儿童也已经被肥胖困扰。瑜伽虽然不是激烈的运动方式，但是它的运动量却一点也不小，这对因为缺乏运动和饮食过量而造成肥胖的孩子来说，是一个减肥的好办法。同时瑜伽饮食也是要求选择清淡的食物，运动过程中也能促进内脏代谢，养成良好的习惯后更有助于孩子保持身体的健康。

小贴士

1. 尽管儿童瑜伽的优点和功效很多，但是婴儿是不适合练习瑜伽的。很多权威的瑜伽师从来没有赞同婴儿练习瑜伽。瑜伽观中也认为，婴儿本身身体就非常柔软，自身就能够发育得活泼健康。如果强迫婴儿去做许多不适合自身的体位，是会对他们造成伤害的。美国的儿科学会也反对给婴儿做身体锻炼。儿童运动学专家埃里克博士曾经说过："婴儿骨骼脆弱，如果被迫做不自然的姿势，会使他们的骨骼受到伤害。"

2. 儿童瑜伽练习要注重趣味性，不能剥夺孩子们游戏的天性，不能强度太大，也不要过分地要求柔韧性，动作要以轻柔为主。

3. 不同年龄的儿童，练习的时间和强度要有所区别。年龄不同的儿童动作停留的时间上长短不同，肌肉的平衡性、协调性也不同。

4. 孩子做瑜伽训练时，一定要穿上有弹性并且柔软的衣服，要使用瑜伽垫，并且让孩子赤脚练习，以便他们的脚趾和脚掌抓住地面。

5. 不要在吃饱后练习，应该在饱餐后的 4 小时后，或者小餐 1 小时后开始练习。练习后的一个半小时才可再进食。

儿童瑜伽与成人瑜伽也有一些区别。成人瑜伽主要是训练身体的柔韧性和协调力，但是儿童本来身体就比较柔软，他们修炼瑜伽的目的是学会集中注意力、学会调节自己的情趣、提高想象力和自信心等。而且儿童瑜伽在动作上也更加有趣味性，动作都是经过特别的设计，可以让孩子轻松地达到有难度的动作，孩子在完成动作时受到鼓励，增加他们的自信心和成就感。儿童瑜伽与成人瑜伽最大的区别就是在呼吸法上，因为小孩子还不能很好地控制自己的呼吸节奏，长时间地憋气和呼吸并不适合他们。孩子的练习是要强调顺畅的呼吸，避免憋气和头部向下的体位练习。憋气时，腹肌紧绷，胸腔压力增大，心脏血流量减少。憋气后，腹腔和胸腔的压力突然减少，大量血液涌入心脏，使心脏过度充盈，负担剧增。儿童还要避免过多练习头部向下的体位。倒立和背桥等体位头部向下，阻碍头部血液回流，心脏阻力加大，因此这样的体位要保持较短时间。长期的练习会影响儿童的正常发育。

儿童瑜伽的体位主要有山式、天鹅式、火烈鸟式、射箭式、轮式、猫式、树式、龟式、鱼式等，在本书的第五部分会有详细的练习方法。

高温瑜伽

高温瑜伽又称为“热瑜伽”，是由印度瑜伽大师比克拉姆和他的妻子在哈达瑜伽的基础上共同创立的。高温瑜伽相比普通瑜伽的特别之处就在于要求在38℃～40℃的温度下练习，并且室内要配置合理的通风系统，以便呼吸新鲜的氧气。经过比克拉姆简化后的瑜伽只有26个动作，分别是呼吸法、半月式、怪异式、鹰式、头至膝盖站立式、拉弓站立式、平衡术式、分腿站立伸展式、三角式、双脚分开额头至膝盖式、树式、脚尖站立式、尸体放松式、风吹式、仰卧式、眼镜蛇式、蝗虫式、全蝗虫式、弓式、定型式、半龟式、骆驼式、兔式、头至膝盖伸展式、拧扭式、正坐。并且这些动作科学地根据人体的机能排列顺序，不可以跳跃式地练习，一定要按照顺序依次练习。

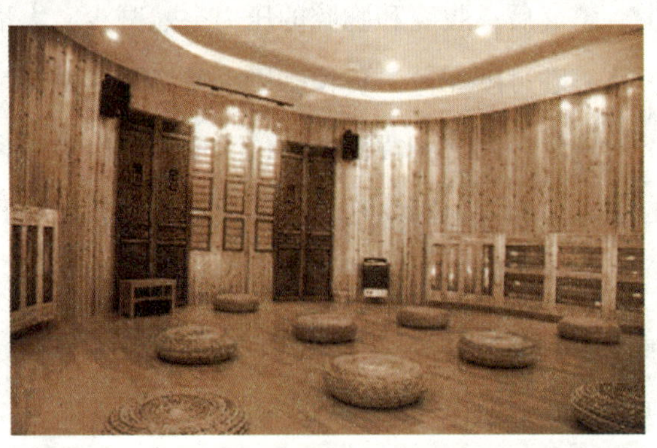

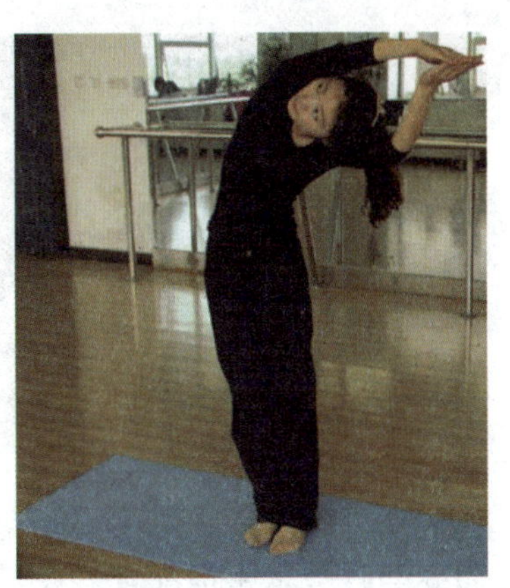

麦当娜和迈克尔·乔丹都是高温瑜伽的忠实粉丝。

修炼高温瑜伽在 90 分钟之内可以将身体恢复到一个平衡的境界，使氧气充满整个身体，全身得到锻炼。它的功效有很多，最大的作用是减轻体重，特别是对于那些由于细胞组织积水而造成肥胖的人会有很大的减肥效果；在高温下，会燃烧很多的脂肪；配合着呼吸进行练习可以增强心脏、肺部和肾脏的功能；增强身体柔韧性，促进新陈代谢，增加身体免疫力；同时也刺激淋巴系统，排放毒素，使皮肤细腻、光滑；还可以调节压力，促进睡眠。

练习高温瑜伽的注意事项：

1. 要多次少量饮水

高温瑜伽练习时身体会排出大量的汗水，为了避免身体脱水，要饮用大量的水。但是，也不要一次性饮用太多的水分，这样会加重肾脏的负担，不利于健康。还有最好饮用富含矿物质和电解质的运动型饮料。

2. 一定要空腹练习

练习高温瑜伽最好在进餐的 2 ～ 3 小时之后。胃部消化食物时是需要一定的血流量供应的，如果胃部中有大量的食物进行瑜伽练习，胃部不能得到充足的血液供给，会造成头晕、恶

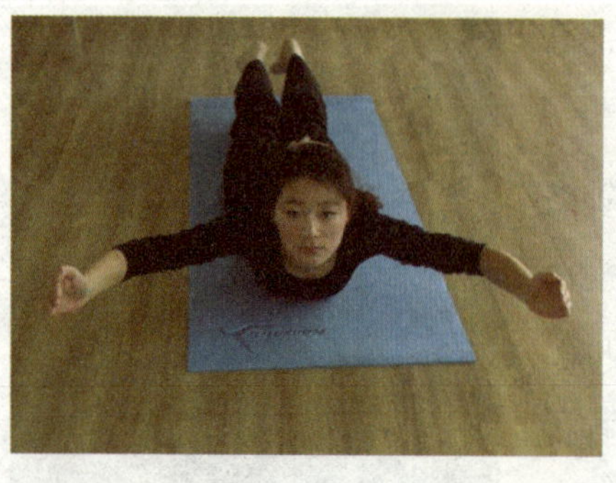

心等症状。

3. 一定要在空气流通且恒温的室内

由于高温瑜伽对温度的要求，很多人误以为要在封闭的空间练习，这是非常大的错误。瑜伽的练习要与呼吸紧密地配合，在封闭的空间内人不能呼吸充分的新鲜氧气，有损于练习效果。而且，有些人的体质在空气缺氧的空间内非常敏感，会有头晕、眼花的不良反应，严重的还会造成晕厥。练习时人体会有大量的汗水排出，如果温度变化大，会对人体不利。所以，练习高温瑜伽一定要在空气流通的恒温环境中。

❖ 瑜伽经

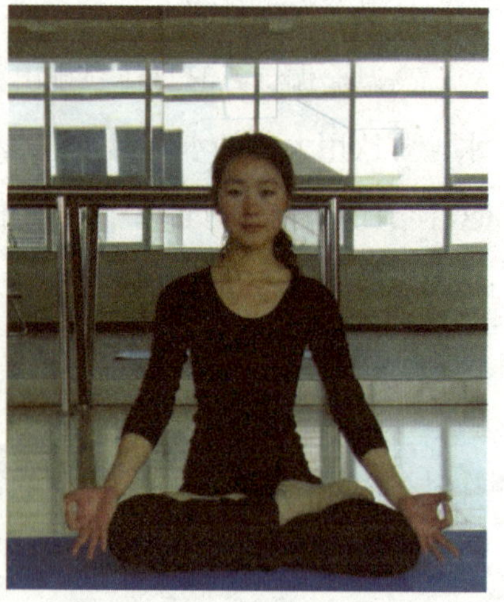

瑜伽风靡全球，基本上大家只看到了它美体瘦身的功效，却忽略了瑜伽的本质和瑜伽所追求的精神境界。其实现代的瑜伽是在瑜伽经的基础上才产生的。公元前 300 年左右，印度的哲学大师波颠阇利在总结前人的

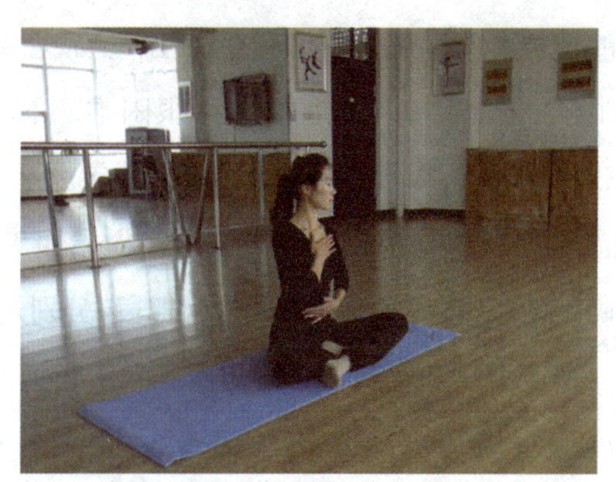

一些哲学思想和不同类型的瑜伽修炼术后创作了经典的《瑜伽经》，是他将瑜伽的理论体系和实践知识结合了起来。虽然之前瑜伽修炼术已经在印度有了很长的实践经验，但是没有人能够将瑜伽系统化，波颠阇利将瑜伽变成了一整套的体系，所以他又被称为瑜伽之祖。

在瑜伽界中，波颠阇利是伟大的圣人，和基督教中耶稣、佛教中释迦牟尼是一样伟大的。不同的是瑜伽将宗教变成一种科学，而不只是依托于信念。瑜伽经中并没有告诉它的教徒世界上有某种神的存在，也就不会教导教徒要相信、敬仰某种神或者圣人。不是告诉教徒要去相信，而是注重实践。要用具体的实践去感悟，告诉你去经历。之所以说瑜伽是一种科学，也正是因为瑜伽的实践性，同时也是因为瑜伽的探索精神。波颠阇利就像是佛教中的爱因斯坦，他教导人们在尊重自然的基础上去探索，去怀疑。而佛教、基督教等宗教只是教导人们去相信，信念可以改变一切。科学是不倡导盲目地相信的，而是要有怀疑和探索的精神。所以说，瑜伽有存在性、实践性的。

《瑜伽经》是由梵文写成的，翻译很困难，不同英文译本有十几种，译法不尽相同，有时的段落、分句也不一样，目前比较广泛流传的版本是根据四个英文译本做参照集合而成的，不能算是确定的版本。《瑜伽经》共分为四段，分别是静坐冥想、实践锻炼、禅定力量和解脱自在，每段五六十句不等。

小贴士

以下是《瑜伽经》内容的部分截取，请大家一起来品味和欣赏。

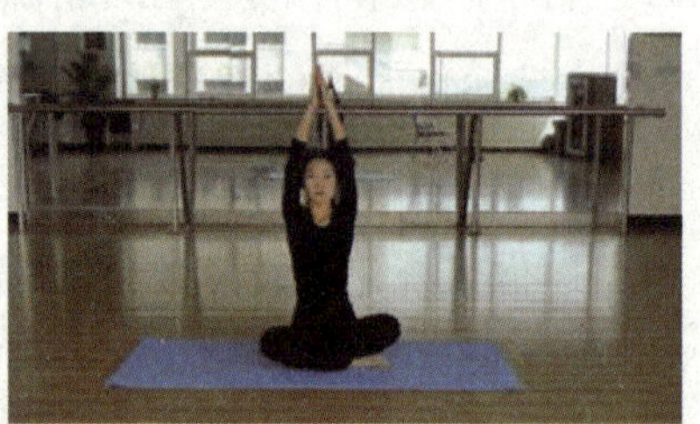

第一章 瑜伽及其目标

1.1 现在开始讲解瑜伽。

1.2 瑜伽是控制心的意识波动。

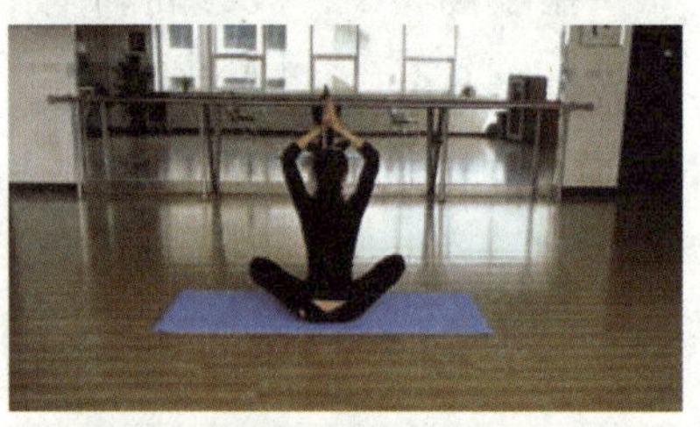

1.3 这样，人就能保持真实本性。

1.4 当人不处于瑜伽状态时，他仍会认同于心的意识波动。

1.5 意识波动有五种，有些是痛苦的，有些并不痛苦。

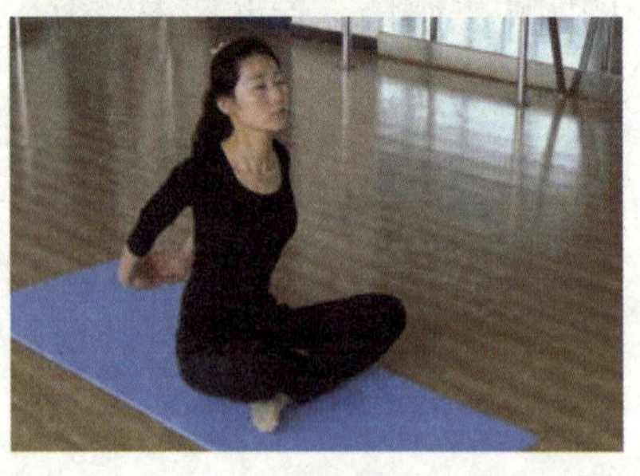

第二章 瑜伽及其修行

2.1 苦行、研读和把工作成果奉献给神，是走向瑜伽的起步。

2.2 因此我们可以培养专注的力量，消除引起痛苦并阻碍觉悟的障碍。

2.3 这些障碍是人们痛苦的根源，是无明、我见、执着、厌弃和对生命的贪恋。

2.4 无明产生出所有其他障碍。它们可能以潜在的或残留的形式存在，可能是被暂时克服的或充分发展的。

2.5 把无常、不净、苦和非阿特曼认同为常、净、乐、阿特曼，这就是无明。

第三章 力量

3.1 专注是把心集中在身体的灵性意识中枢内，或体内、体外的某种神圣形式上。

3.2 冥想是流向专注对象的连续的意识流。

3.3 在冥想中，对象的真实本性放出光芒，不再受感知者的新的扭曲，这就是三昧。

3.4 专注、冥想和三昧这三支合在一起就是专念（总制）。

3.5 通过掌握专念，可获得知识之光。

第四章 解脱

4.1 超自然力量可能与生俱来，也可以通过药物、念诵曼陀罗、苦行以及专注获得。

4.2 生命形态的转变，是由于本性的流入。

4.3 善行或者恶行都不会直接引起转变。他们只是除去了本性发展的障碍，就像农夫清除水道里的障碍物，以便让水自然流过。

4.4 唯有我慢可以产生心。

4.5 尽管被创造的不同的心的活动多种多样，但那个最初的心仍然控制着它们。

《瑜伽经》是瑜伽学派的根本和经典，记载了古印度的圣人和先哲们关于神圣、自然、人性、物质观、精神世界等范围内的论述，它指引瑜伽修炼者完成心灵的修炼，引导他们去探索身心世界，后人翻译的《瑜伽经》并不能完全地解释出书中智慧，《瑜伽经》的思想在后来的瑜伽修炼者中要继续地深化和推广。

❖ 瑜伽冥想法

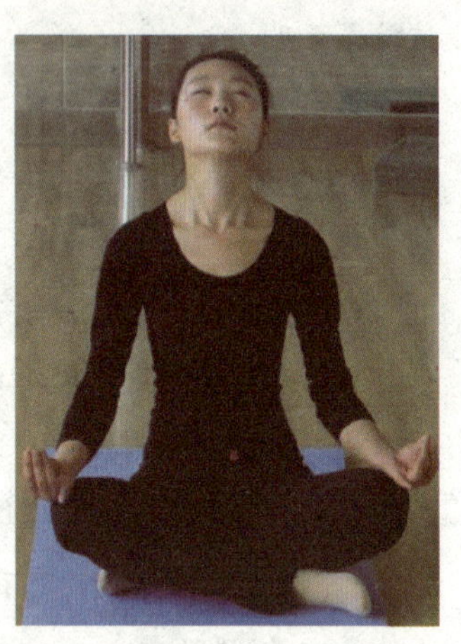

什么是瑜伽冥想法？冥想是一种感知的状态。瑜伽冥想是洗礼生命净化心灵的过程，是对生命系统中能量的释放、修复、重组并且优化的过程，在宁静中静心、修身、养性，在静止的状态下达到自我的实现，对整个人体有着深远的意义。瑜伽冥想法分为三个阶段，分别是凝神、入定、三摩地（三昧）。凝神是指将心灵集中在身体的感知意识中；入定是指产生一系列的意识流；三摩地是指在冥想中对象本身发出光芒，不再受感知者的意识控制。

进行瑜伽冥想时要注意很多事项，如下所示：

1. 每次冥想要选择相同的地点和时间，时间在清晨和傍晚比较好。

2. 在冥想时要保证身体是温暖的。

3. 要进行规律的呼吸，有节奏，且平稳。

4. 冥想前尽量不要进食，空腹最好。

5. 选择你觉得最舒适的姿势来练习，可以是莲花坐姿，其他平稳、端正的坐姿也可。

6. 刚开始时可以每天进行一次冥想，以后可以每天两次。时间也可以由最初的几分钟延长到十几分钟。

瑜伽冥想的方法有多种，其中最简单的是语音冥想法。跟随语音意志能够很快地集中在心灵中的某一个感知事物上，进入冥想状态。下面集中介绍比较普遍的瑜伽冥想词。

瑜伽冥想引导语词一

透过你的鼻子，缓慢而深长地呼吸。

从脚到头，轮流拉紧每一条肌肉，然后从头到脚放松每一条肌肉，想象你逐渐地沉入地板。

想象你自己在一个安全的环境，你很安全，觉得温暖，很隐秘。

在这个想象的快乐世界中，看看出现了哪些人？谁和你在一起？对这个想象世界中的每个人打招呼……感觉他们的爱散发出红色光芒，渗透进你的每一个细胞，你觉得你充满了喜悦……

想象你的内在母亲慈爱地往下看着你，感觉她的笑容像一个柔软的斗篷包围着你……你知道她永远不会让你失望，她是你的一部分，并且将永远保护着你。

靠近你的内在母亲，拥抱，亲吻，或者勾住手臂。享受这种感觉。花点时间让彼此互相了解，享受这种重新熟悉和信任的感觉。

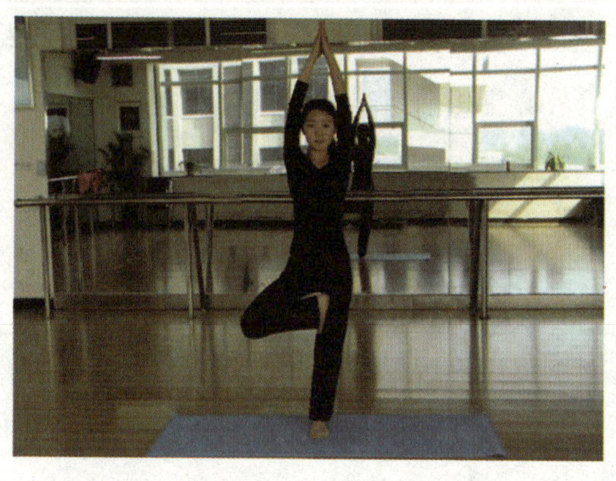

让她给你一个礼物，感觉这个礼物，闻闻看这个礼物，欣赏这个礼物的颜色和样式，如果可以的话，吃吃看。感谢你的内在母亲，并且告诉她你会珍惜她的礼物，每次当你感到被遗弃或者痛苦的时候，你会想起这个礼物。

你拿着这个礼物，感觉你的内在母亲爱的能量，通过你的海底轮想象海底轮上面有一朵四瓣莲花，像轮子一样旋转着。

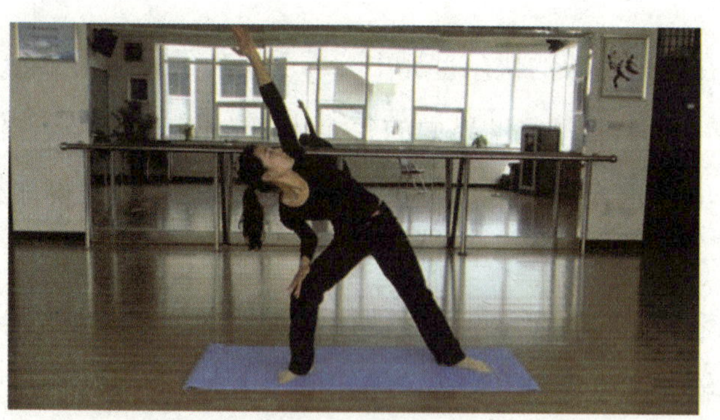

集中注意力在海底轮莲花旋转，散发出温暖的、红色的光芒充满了你的身体，光芒往下流向你的双腿，与大地连接。

在你将注意力回到你的日常环境中之前，享受这个平安的感觉，根着大地、安全和稳定。

瑜伽冥想引导语词二

想象自己躺在一片绿色的草地上，软软的，绵绵的，阵阵清香扑面而来。蓝蓝的天空没有一丝云彩。潺潺的小溪，从身边缓缓流过，叫不出名的野花，竞相开放。远处一头母牛带着它的崽崽在散步，身边孩子们尽情地嬉戏玩耍着。一只蛐蛐在地里蹦来蹦去，还有那树上的鸟儿不停地歌唱。

你，用心去听，远处有瀑布泻下的声音；你，深吸一口气，手中有玫瑰散发的幽香；你，认真地去体会，自己忽而漂浮在安静的湖面上，忽而又深入到葱郁的山谷中。你，要用心去感觉，你的身体变得很轻很轻，轻得几乎能在空中飘浮着，你的身体

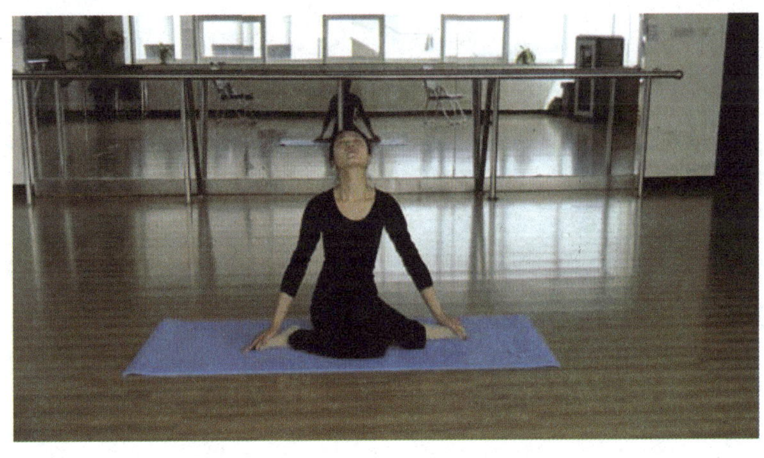

又变得很重很重，重得就要陷进地下。

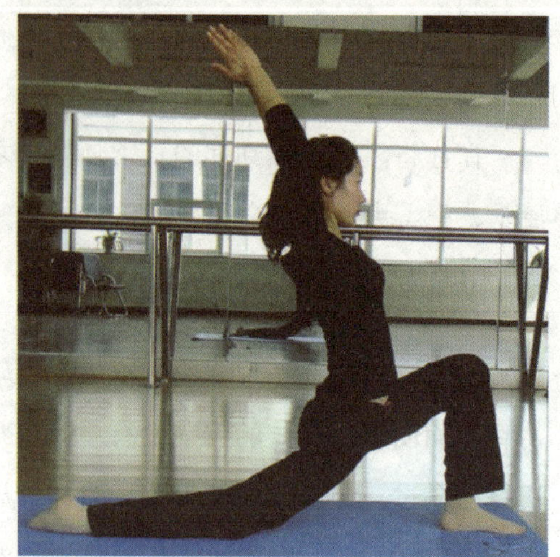

优美、舒缓的音乐，犹如股股清泉涌入心田，顿时，心情变得豁然开朗，身体也得到了最大、最好的放松。

经常用这种方法调节身心，你会发现，你变得越来越美丽，越来越漂亮，也越来越自信，充满阳光。

瑜伽冥想引导语词三

现在把意识放到腹式呼吸上来，深深地吸气，缓缓地呼气，在一呼一吸之间，感觉心跳的平缓、身体的安宁，缓慢地呼吸，

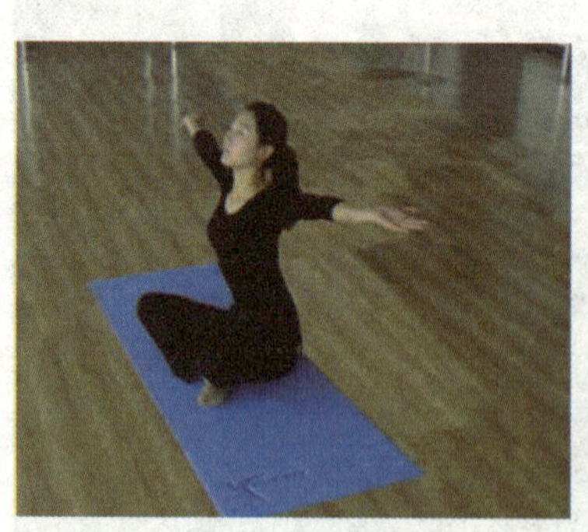

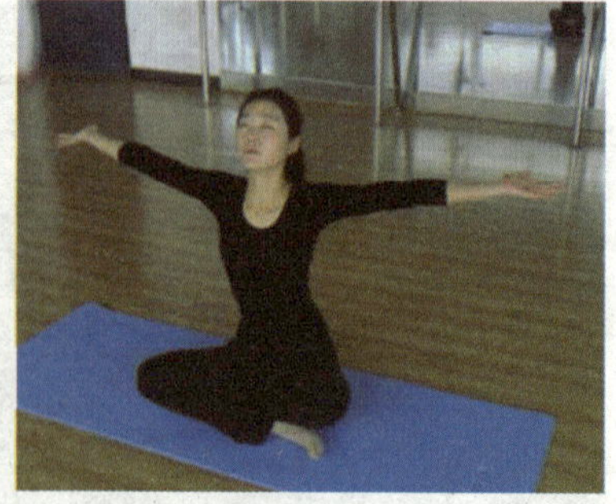

去寻找呼吸的顺畅，静观身体的感受。

深深地吸气，气息由鼻腔、胸腔沉入丹田，带进了新鲜的氧气，滋润着身体的每一个细胞，缓缓地呼气，带出了身体中所有的废气、浊气，让一切的烦恼远离我们。

感觉有一滴露珠滴落在我们的眉心，顺着眉心来到我们的面颊，再从面颊流淌到我们的肩膀，顺着手臂滑过指尖，落入我们身下的净土，渐渐带走了一身的疲惫和生活的琐碎。

放松我们的面部肌肉，舒展紧皱的眉头，嘴角微微上扬。用舌尖轻轻抵住上颚，感觉有一股玉液琼浆，让我们咽下它，去滋养身体的五脏六腑。

吸气小腹微微隆起，呼气小腹一点一点地内收，感觉到我们的身体越来越轻，越来越轻，仿佛化作了一朵白云融进了蓝天。随着阵阵微风，在空中自由自在地飘动，在我们的脚下是一片微波荡漾的湖面，清澈的湖水在阳光的照射下波光粼粼。

美丽的湖面上弥漫着一股清香的味道，一朵朵白莲花在微风中摇曳，荷叶上一颗颗水珠晶莹剔透，微风吹过，水珠从荷叶上滑落，融进了湖水之中。

我们继续在空中自由地飘荡，温暖的阳光照射在我们云朵般的身体上，一种久违的祥和深入我们的心房。此刻远离了城市的喧嚣，放弃了繁杂的思绪，在蓝天寻找那份宁静与安详。

将冥想词和瑜伽冥想音乐配合在一起会起到更好的效果。下面就来专门介绍一下瑜伽音乐。

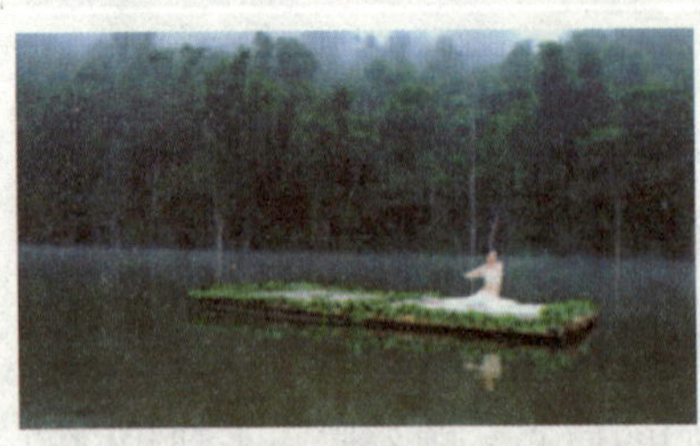
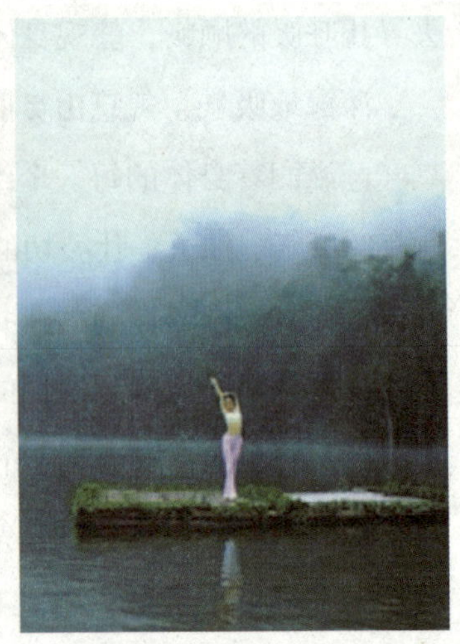
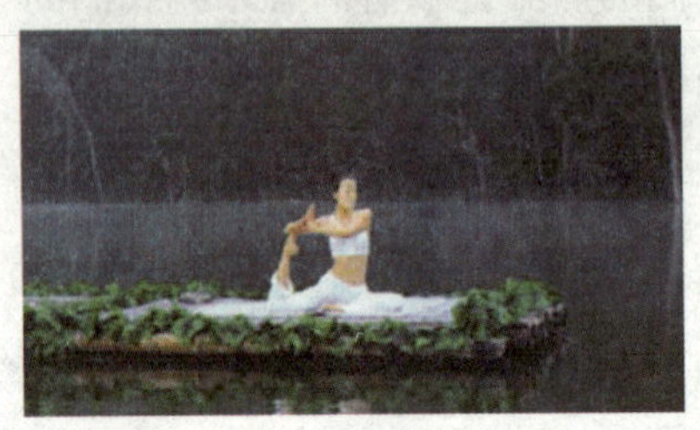

❖ 瑜伽音乐

音乐能够很快将人带入一种情境中，在节日时、派对上音乐可以增加气氛，在喝着香浓的咖啡时音乐可以勾出情调，在安静的夜晚音乐可以将人带入梦乡，在独自一个人时音乐可以排遣寂寞，在创作和思索时音乐可以引入思维、带来灵感，可以说音乐对于我们的生活是非常重要的。同样，对于瑜伽的修炼来说，音乐也是不能缺少的。在瑜伽音乐的引导下，倾听者闭目养神、全身放松，仿佛置身于大自然之中，进入自身与自然融合的回忆和臆想之中，可以达到舒心、养生的作用。瑜伽音乐又分为冥想音乐、五行音乐、梵曲音乐、茶道音乐和其他音乐。

冥想音乐

瑜伽冥想音乐主要分为三个阶段，分别为导入、冥想和唤醒。导入阶段中，在音乐和自然之声中，身心放松，心无杂念，自然地呼吸，逐渐进入冥想状态中。冥想阶段，身心已经完全放松，随着音乐和自然之声进入朦胧的与自然结合的意境中。此时聆听者思绪自由怅然，仿佛身在美妙的境界中。身心得到充分的休息后，就该进入唤醒阶段了，在音乐和自然之声中逐渐地清醒。睁开双眼，头脑清醒，身心轻松，精神饱满。

五行音乐

瑜伽五行音乐根据中华“五行疗法”理论，不同的调式和音色再结合现代音乐疗法而形成。具有治疗、养生、保健的功效。

小贴士

何为“五行疗法”？

中医认为任何事物的存在都离不开五行，大自然中的核心是五行，即金、木、水、火、土；人体的核心五脏肝、心、脾、肺、肾也是五行。而且人体的五脏与自然中的五行相对应，心属火、脾属土、肝属木、肾属水、肺属金。五行相生相克，五行不能失调，规律不能打乱，人体才能健康。

梵曲音乐

梵曲音乐韵律优美、清新脱俗，有置身云端、进入梦幻的感觉，还有一些看破红尘、与世无争、淡泊名利的感觉。有很好的静心养气的功效。

茶道音乐

优美的旋律轻柔、悠扬，将人带到品茶时散发出的幽幽的香气之中，别有一番清新淡雅的情趣。在青山绿水中，盘膝而坐，闭目养神，享受轻盈环绕的茶香。

其他音乐

还有许多温婉细腻、优美动听的音乐都适合在练习瑜伽时聆听。

随着瑜伽的持续升温，瑜伽音乐也被很多人接受。不仅只局限于配合瑜伽练习，现代很多人在平日里也喜欢听瑜伽音乐，在瑜伽音乐中人们可以远离尘世烦扰，享受一片轻松与宁静。

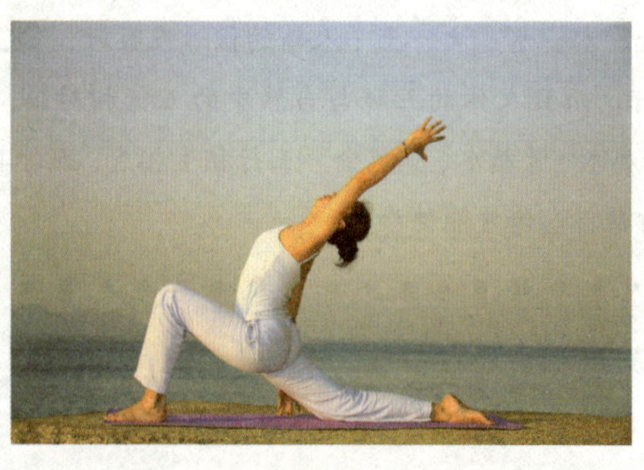

第二章

练瑜伽时，怎样做好自我保护

近年来，瑜伽的火热程度只升不降，而且它老少皆宜，适用人群非常广泛。那么瑜伽最适合什么人群去练习呢？哪些人不适合或不太适合练习瑜伽呢？人在不同的身体状况下，都适宜进行瑜伽练习吗？

首先，急切想要美体、瘦身的人群是非常适合练习瑜伽的。瑜伽具有很明显的减肥作用，这是得到公认的，这也是它迅速地流传到世界各地的重要原因之一。经过不断地发展变化，各种专门的瘦身瑜伽也被总结出来，像是瘦腰瑜伽、瘦腿瑜伽、提臀瑜伽、丰胸瑜伽等等，都已经细化到了身体某个部位的训练。不同的人，可以针对自己的身体情况选择适合自己的瑜伽动作进行练习。

被慢性疾病困扰的人，修炼瑜伽对他们也很有好处。现在，全世界很多人都患有高血压、高血脂、糖尿病等慢性疾病，这

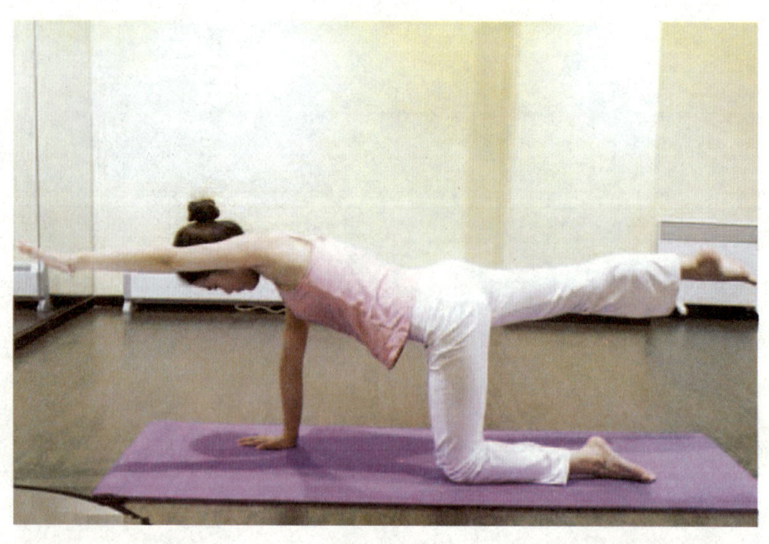

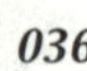

些疾病虽然不会马上夺取人们的生命，但是会让人长期处于药物的控制之下，并且长久下去还会引发很多种并发症。这些人修炼瑜伽可以舒畅内心和缓解病情。所以，我更推荐一些年老的女性练习瑜伽，这不仅有塑身的作用，还有预防疾病和平稳心境的作用。

现代社会竞争激烈，许多年轻人都处于高压的生活节奏之中。瑜伽的练习注重冥想、呼吸，瑜伽音乐平缓舒畅，瑜伽的各种体位也推崇静止和谐的韵律，它倡导的生活方式是要求人与自然的结合，所以压力过大的人群很适合练习瑜伽，瑜伽能够给他们摆脱世俗的烦扰并带来一片清修之地，得到心理和身体的放松，给他们颐养平静乐观的生活态度。

重视养生的人群必然会非常热爱瑜伽的。在瑜伽的起源中就有提到过，古代人为了身体的健康长寿才创立的瑜伽体位，经过数千年的流传以后，瑜伽强体健身的作用越来越被强化，是很适合有养生爱好和追求的人修炼的。

有不良嗜好的人也应该练习瑜伽。现代很多人的生活节奏非常不规律，人们内心狂躁，经常泡夜店、酗酒、昼夜生活颠倒。瑜伽的神奇之处还在于它凝神静气的思想，倡导平静的生活方式，渴望改掉那些不良习惯的人，通过修炼瑜伽会有很好的效果。就像著名的影星、歌星麦当娜，一开始只是为了恢复生产后臃肿的体形，可是意外地发现瑜伽可以净化她的心灵，改变了她之前的生活方式。

瑜伽的利弊

练习瑜伽有几大好处，练习瑜伽可以塑造完美的形体、减肥、预防慢性疾病、消除紧张和疲劳、提高注意力、减轻心理压力。

1. 塑造形体。长久地练习瑜伽可以让女性拥有完美的身体线条，丰满胸部、美化胸部曲线，还可以预防胸部下垂；使腰部纤细柔软、消除腹部脂肪；臀部紧俏，美化臀形，不会松弛下垂；健美腿部线条，消除腿部多余脂肪，更加修长挺直。

2. 减肥。瑜伽减肥不是普通的速效减肥，而是从本质上改变人的体质。肥胖的人很多是因为饮食过度，瑜伽要求空腹进行练习，运动量很大；消耗很多能量，而且倡导人们清淡饮食，食欲也会恢复正常。此外，修炼瑜伽可以提升人的意志力，这让人们在面对美食诱惑时，能够有较强的自制力。此外，还有一些诸如女性生产后的下身肥胖，可以专门选择针对腰部和腹部的体位进行练习。

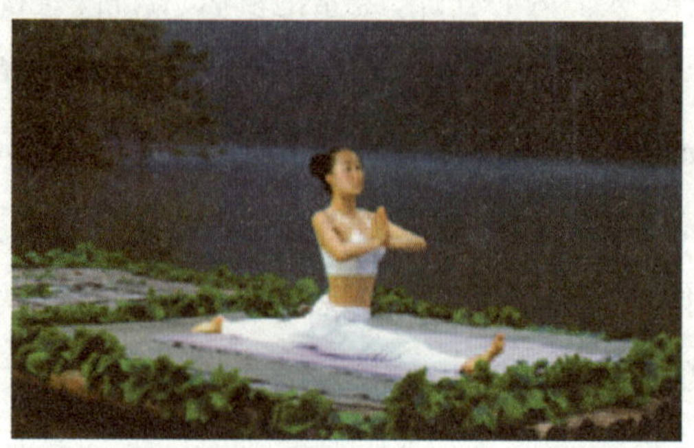

3. 预防慢性疾病。通常人们只会感觉到骨骼和肌肉的疲劳，其实我们身体的每个器官和内脏也会疲劳。练习瑜伽呼吸法配合各种体位，可以按摩身体的内脏器官，疏通体内经络，放松僵硬的肌肉，活动关节；还可以促使身体代谢平衡，舒缓神经，这样就会预防和减缓慢性疾病。

4. 消除紧张和疲劳。现代工作压力越来越大，很多人由于工作的原因不得不长时间站立或者坐着，身体和精神都长期处于紧绷的状态中。瑜伽的体位练习可以消除身体上的疲劳，有韵律的、深入的呼吸，可以净化体内的气息，加上轻柔的瑜伽音乐，能够很好地消除紧张和疲劳。

5. 提高注意力。内心躁动是绝对不可能进行瑜伽练习的，

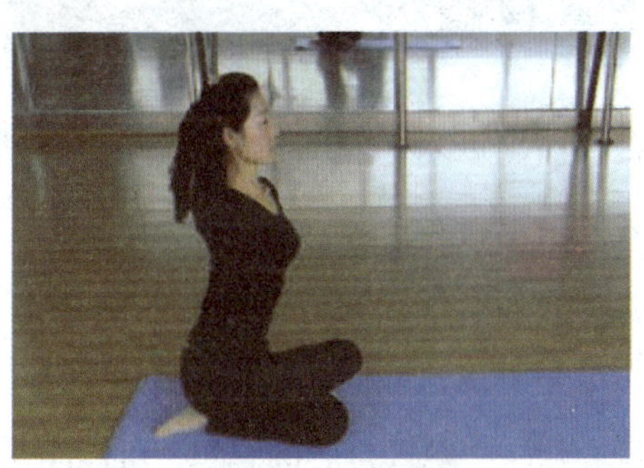

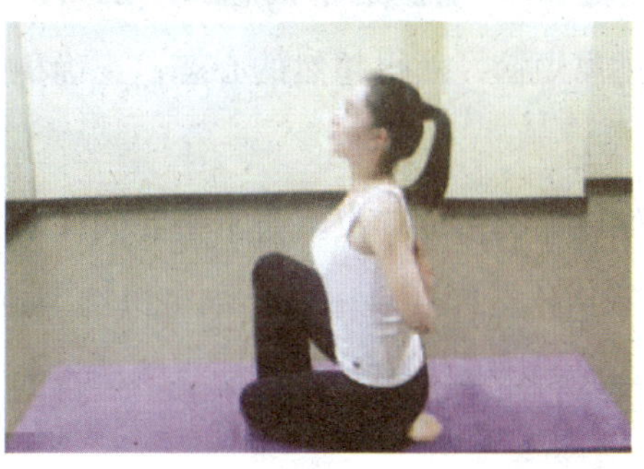

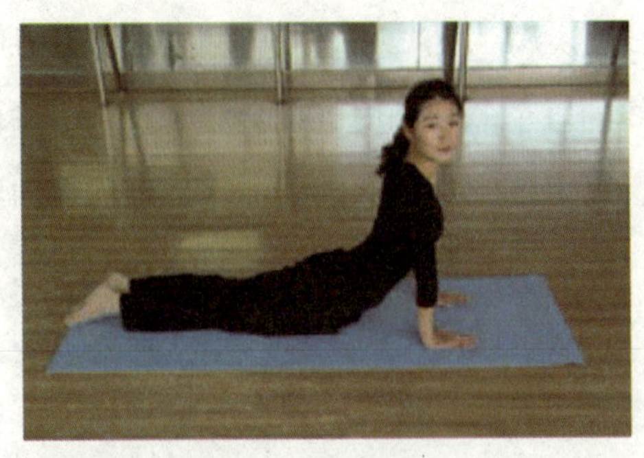

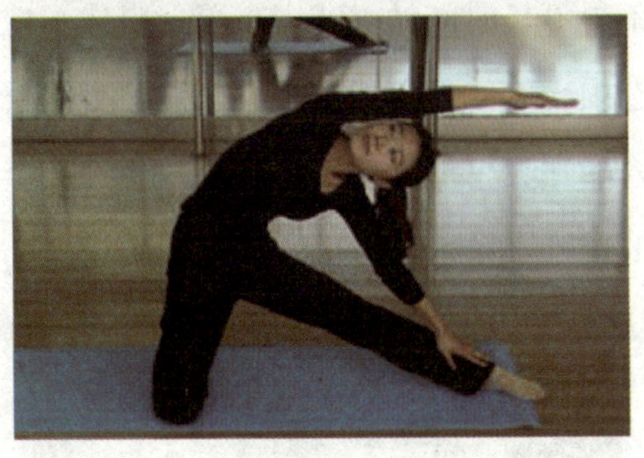

练习瑜伽是会自然地进入平静的状态中，调节紊乱的心绪，自然注意力也会更集中。

6. 减轻心理压力。现实生活中每个人都会有大大小小的烦恼，我们要做的是解决这些问题，同时也不能给自己过大的压力。瑜伽的身心合一、融入自然的思想，可以净化人们的心灵，使人们暂时远离烦恼，获得超然的心态，正确积极地面对生活中的难题。

既然瑜伽有那么多的优点，是不是我们任何人都适合练习瑜伽呢？是不是什么样的身体条件都可以练习瑜伽呢？当然，不是的！在一些特定的人群中，瑜伽是不适合的。有六种人是不适合练习瑜伽的。

1. 大病初愈的人不可练习瑜伽。瑜伽是在人体的机能处于正常的情况下练习的，这样才能起到锻炼的作用。病人的各种身体状况都不佳，身体的肌肉、关节、韧带、骨骼都无法发挥力量，如果强行练习会很容易出现意外事故的。

2. 骨质疏松患者不适合练习瑜伽。瑜伽的许多体位是依靠身体的某个部位完成的，这个部位的肌肉、骨骼都要支撑整个身体的重量。患有骨质疏松的人很可能因为没有训练好肌肉、骨骼，发生骨折的事故。

3. 血液凝固疾病者不适合练习瑜伽。瑜伽体位中有很多扭转、拉伸、弯曲的动作，会造成某一个部位的血流量减少，会使血液凝固严重，引发心血管疾病。

4. 脊椎滑脱症和腰椎间盘突出患者不适合练习瑜伽。瑜伽

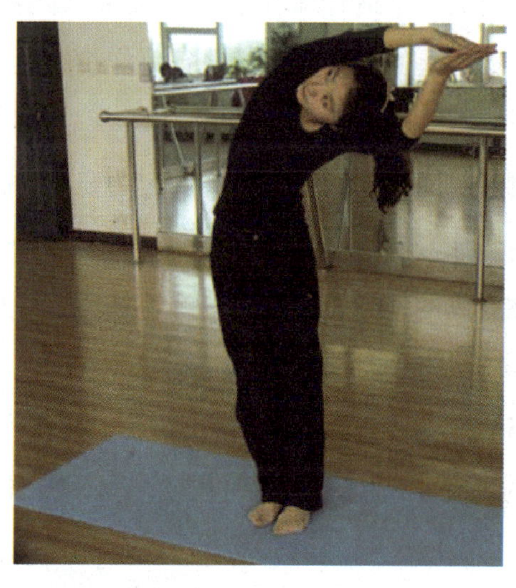

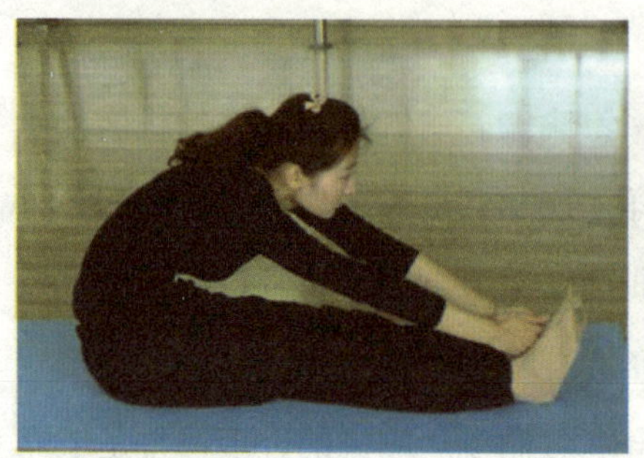
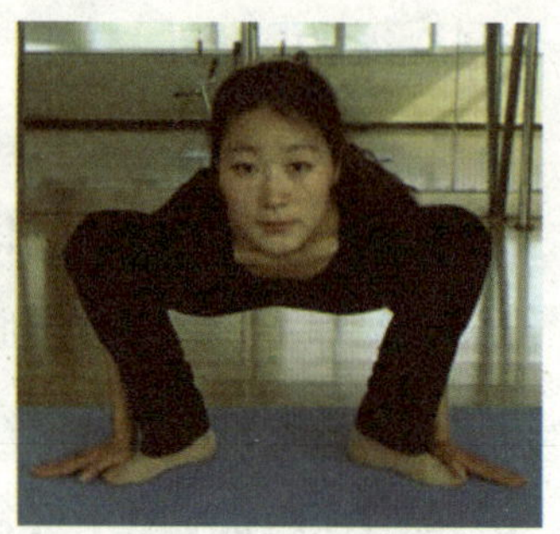

的一些体位中会有腰部向下弯曲的动作，有脊椎滑脱症的患者练习这些体位时，很可能会造成脊椎的再次滑脱；同时有腰椎间盘突出的人也不适合，腰部的弯曲很可能会引发神经压迫使病情更严重。

5. 眼部压力过高的人不适合练习瑜伽。瑜伽中有很多头部向下，甚至倒立的动作，这些体位都会增加眼部的压力，所以眼压过高的人不适合练习瑜伽。

6. 有癫痫病的人不适合练习瑜伽。瑜伽的许多体位中都会拉伸到颈部，如果是癫痫病人练习，很可能刺激到神经，诱发癫痫病的发作。

练习瑜伽的时间、场所上也是有一定的要求的，并不是任何的时间都适合练习瑜伽。

1. 不要在有风的地方练习瑜伽，练习场所要冷热适中。在平时生活中，吹风过度都会容易引起感冒等疾病，在有风的地方练习瑜伽当然是不适合的。而且练习瑜伽时是很容易出汗的，出汗时身体的毛孔全部打开，这时候吹风是对身体很不利的。

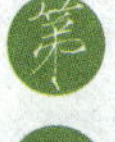

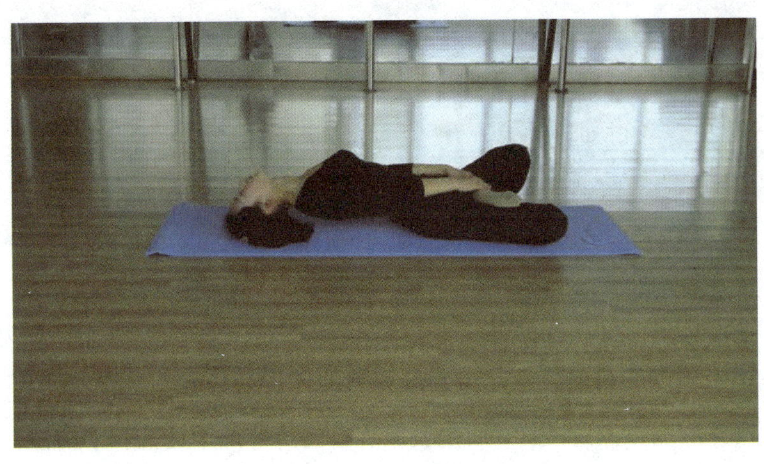

如同在我们做过剧烈运动后，大汗淋漓时，是不能立即用凉水冲洗的道理一样。人体出汗时全身都是处在“内热”的状态，如果用冷水猛烈刺激，“外冷”迅速进入体内，“内热”与“外冷”相遇，很容易对身体的各个器官造成损害，导致不适。

2. 不要出太多的汗。有些想尽快减掉脂肪的女孩们，每次练习瑜伽都要做到自己筋疲力尽为止，让自己大汗淋漓，觉得只有这样才会甩掉更多的肥肉。其实这样的做法是不对的，人体出汗太多，会造成体内元气损伤过大，会使身体虚脱。不要自己搞得太累，只要尽力做就好。

如何避免身体受伤

在练习瑜伽时量力而行，听从自身的感受。每个人的身体状况都不尽相同，有强弱差异，也有个人的长处，不要盲目地模仿瑜伽师的动作，而是找到适合自身体能的练习方法。更正

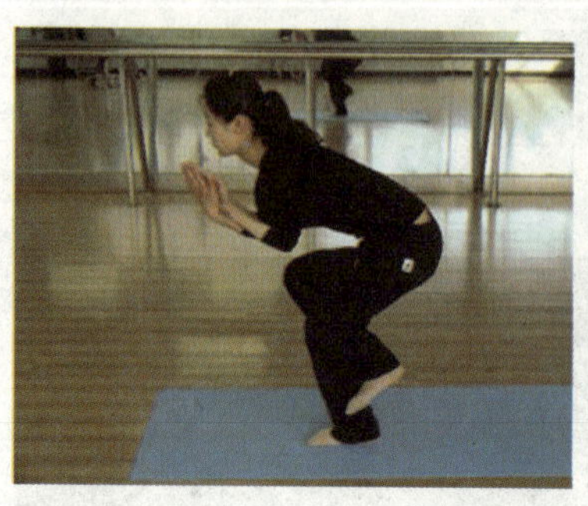

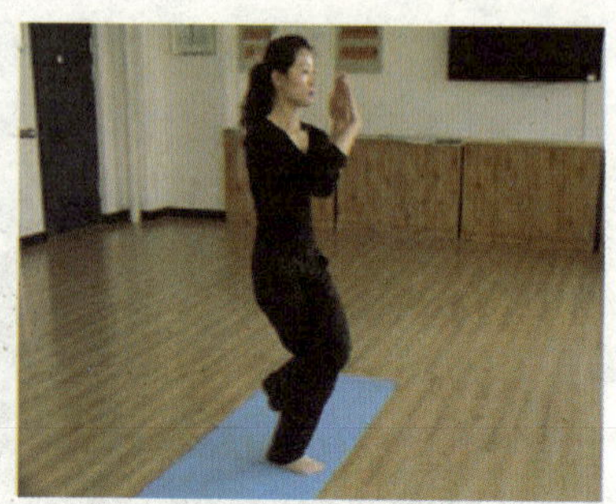

练习瑜伽的目的，不是做到最完美的体位姿势，不是要做到和资深的瑜伽大师一样，而是要锻炼自己身体的柔韧性和平衡性，提高自己的身体机能。在感到自己的肢体已经起到锻炼作用后，已经达到了极限，就不要一味地勉强自己做更精准的姿势。只要长期坚持，根据自己的身体反应去练习，一定会有所收获。

练习瑜伽时不要有攀比的心理。往往有些人自尊心很强，样样都要求自己做到最好，不能比别人差。在瑜伽练习中，也要求自己比同伴的每个体位都做得好，这种想法是与瑜伽的思想背道而驰的，瑜伽要求的是静心宁生之气。如果一味地急功近利，很可能会造成过度地拉伸和弯曲，会很容易受伤。

不要勉强自己。有一些不正规的瑜伽修炼班，老师会要求学员勉强做一些姿势，如果做不到，老师还会抓住学员的身体帮助扭转、拉伸，这样是非常危险的，很容易造成肌肉拉伤。自己不要勉强，也不要让老师、同伴帮助你，只要做到自己的身体极限就好。

练瑜伽时受伤了怎么办

平时练习瑜伽是不容易受伤的，但是难免会有一些急功近利的练习方式，造成了身体的伤害，那么练习瑜伽时不小心受伤了怎么办呢？

练习时给自己过大的压力，营养摄取不充足，自身的健康状况不佳，年龄过高或过小，不良的练习技巧，热身练习不充足都会很容易引起受伤。一般最容易的受伤部位是肌腱（连接肌肉和骨骼）、韧带（连接骨骼和骨骼）、软骨和骨骼。

医生建议如果在练习时感到身体的某个部位出现异常的疼痛，就要马上停止练习。

1. 呼吸、放松。尽量放松地呼吸，深入地呼吸能够减缓神经系统的紧张感，解除肌肉的紧绷。利用匀速深沉的呼吸能够帮助我们恢复冷静，并且减少受伤部位的疼痛感，避免因精神过度紧张造成伤势的加重。

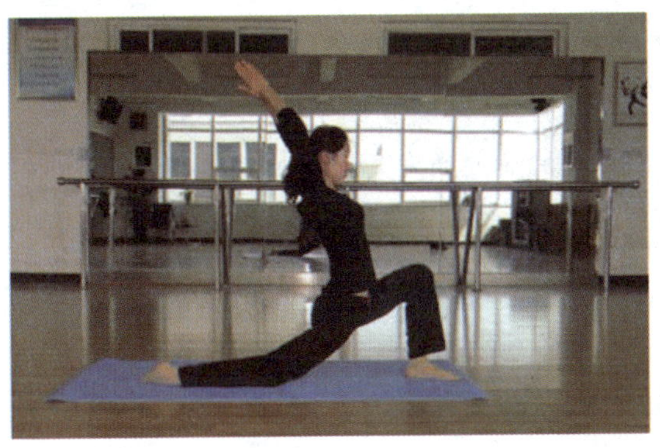

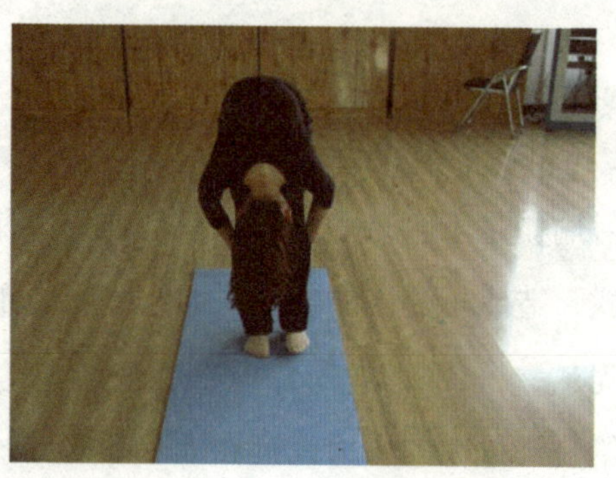

2. 预防发炎。身体受伤后，血液会大量涌入受伤区域，增加的白细胞会杀死和清除坏死的细胞和组织，这就是我们俗称的发炎。其实，这是一种人体受伤后的正常机体反应。我们要做的是控制过度的红肿，置换受伤组织和消除疼痛感。

在受伤后的 24 小时之内要用冰块进行冷敷，阻止毛细血管出血。最好将受伤部位抬高到高于心脏的位置，减少血液在血管中的压力（特别是脚踝和双脚）。患处出现麻痹的情况时将冰块拿掉，根据受伤部位的大小决定冰敷的时间长短。24 小时之后才可用热敷来活血祛瘀，此时可以轻轻地对伤处进行揉搓。

小贴士

冰敷可以消减患处的发炎和红肿，麻痹患处可以解除疼痛和抽筋的问题。

揉搓伤口时，应用手指的指腹部，从瘀血处的边缘开始，慢慢靠近瘀血集中的部位。一般一次 20 分钟左右即可。

受伤到什么程度时我们需要服用药物呢？

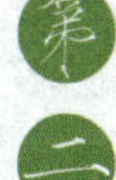

1. 受伤时有破裂的声音。

2. 受伤部位畸形。

3. 失去原本功能的 25% 左右。

4. 感到头晕、眼花等不适的情况。

5. 疼痛剧烈难忍，多处疼痛。

在以上的情况下我们是需要服用药物的，并且经过专业医生的诊断后再服药会更加安全。在受伤比较严重的时候，不要盲目地去找按摩师傅推拿，因为这样做可能会造成受伤部位的恶化。严重受伤时要根据自己的情况多加休息，不要强行练习。

伤患处痊愈后如何重新回到瑜伽练习呢？

不要尽早让伤痛部位恢复到练习中，只进行不会造成伤痛的姿势。等到伤痛处痊愈后，可适当地进行一些伸展和拉伸的动作，根据患处的情况来决定是否可以做一些体位练习。切记动作一定要轻柔缓慢，如果感到不适立刻停止练习。

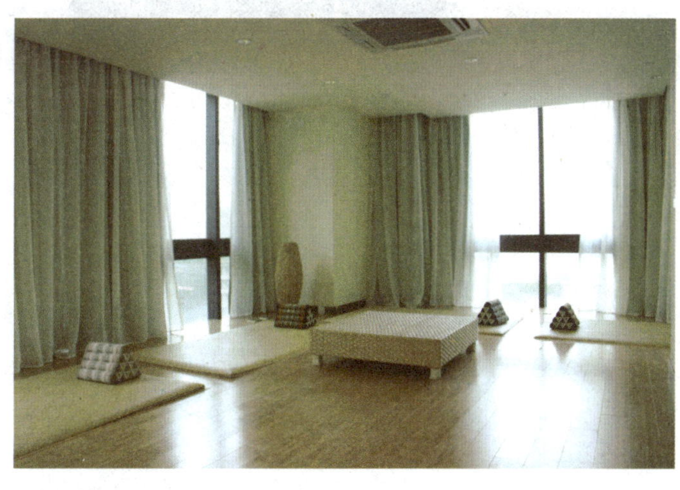

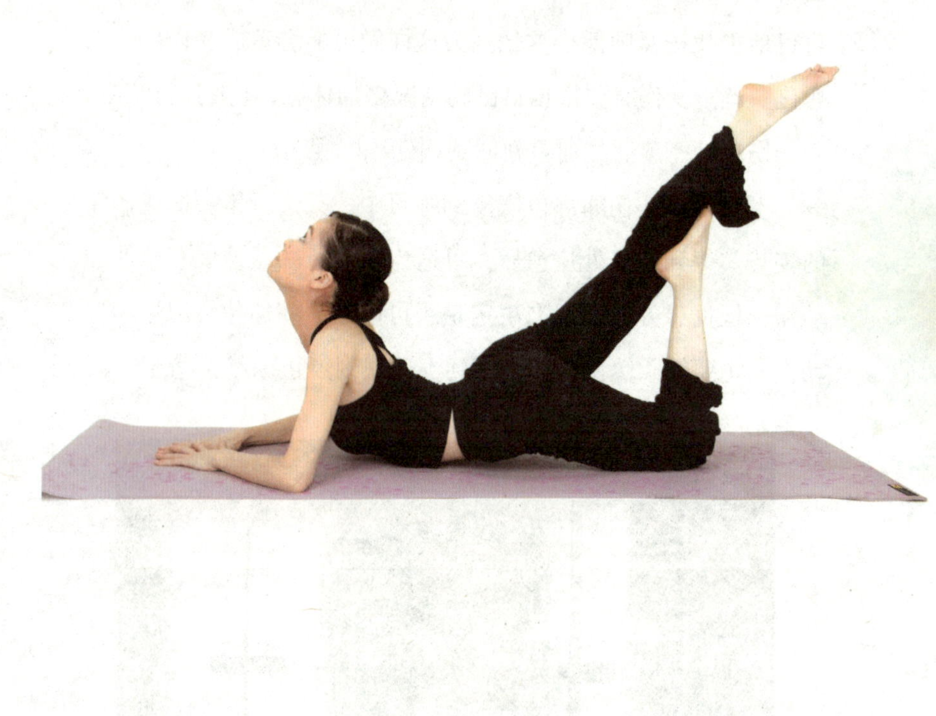

第三章

你知道瑜伽的三大练习方法吗

方法一：呼吸法

❖ 瑜伽呼吸法之一点即透

你在呼吸吗？你在呼吸！可是，你会呼吸吗？呼吸，每个人与生俱来就会，是人的生理本能，是一种无意识的自然律动。作为人的生理本能，平常人的呼吸在瑜伽的呼吸定义中，被称为“肩式呼吸”，它的特征是：呼吸运动是在胸部或以上的位置进行，而未能深入到腹部。

这也就是说，我们平时只做到了30%的呼吸，其余的呼吸未能完全运用，甚至被我们忽略掉了。不过，如若你真正感受到了最原始的自己，你会惊觉原来瑜伽的呼吸是如此单纯简易。

在开始瑜伽练习前，让我们先学习正确呼吸法。呼吸是瑜伽练习中的精华和关键。以瑜伽教学经验和日常生活中的了解来看，错误的呼吸方式非常普遍。更有甚者，大家都已习惯、认同于这种错误的呼吸方式，以致造成身心的伤害而不自觉。

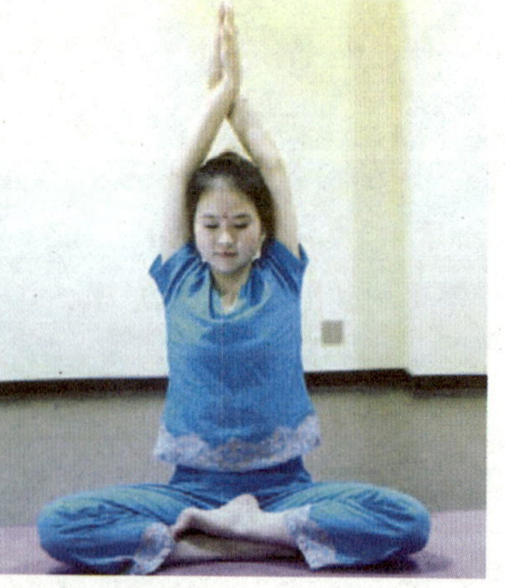

瑜伽呼吸法是通过各种不同的呼吸方法（根据个体身心状况的不同而确定）有效地按摩内脏，刺激各生理

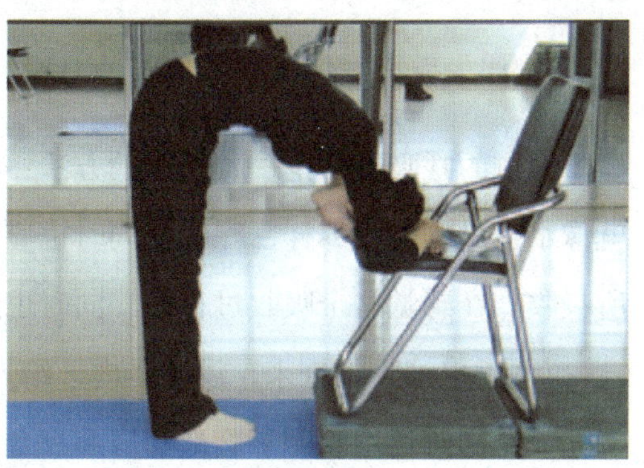

腺体良性的分泌，激活脉、轮（相当于中医所说的经络、穴位）的潜在力量，更好地清理洁净身体，由此，为更高级的精神修养和灵性的开发奠定基础。相反，如果呼吸有了问题，身体的循环系统、消化系统、排泄系统都会受影响，大量毒素会蓄积在身体各部分，成为致病之源。所以说，瑜伽呼吸是在教会我们重新过滤身体，那么，瑜伽呼吸也不是单一的，它基本包括以下四种：

1. 胸式呼吸法；

2. 腹式呼吸法；

3. 完全呼吸法；

4. 单鼻孔清理经络呼吸法。

呼吸是生命存在的根本，也是瑜伽重要的训练内容之一。以瑜伽的观念看来，人类身心的问题都来源于错误的呼吸方式、负面的心态情绪和饮食习惯。本章，瑜伽的三大练习方法第一节，当您读完了这一章，您就会知道，呼吸这么平凡的事情，原来也有大学问在里面。那么，让我们开始深呼吸，一起走进瑜伽呼吸的世界，感受生命在自己身上静静流淌的微妙感觉，找回那其余 70% 的潜能，体会瑜伽呼吸带给我们的神奇享受。

❖ 瑜伽呼吸法之有呼有吸

瑜伽的呼吸方法是一种特殊的方法，称为“完全呼吸法”。就像水被土壤吸收那样，呼吸的同时也应感受到被体内的细胞所吸收。在感觉这个吸收过程时，同时也应感受到宇宙的能量（普拉纳）也被吸收进来，浸透体内，给人带来“幸福感”。瑜伽呼吸是同时运用腹部、胸部和肩部三合一的呼吸原则，对呼吸重新调整达到“调息”的呼吸练习方法。为了使呼吸达到最佳效果，我们要在呼吸前做以下准备：

步骤：

1. 练习的地点可以在室内或者室外，应选择透风性好、空气清新的地方。

2. 必须在空腹的状态下练习，饱餐之后做瑜伽呼吸有害健康。

3. 选择一个十分稳定的姿势，保持身体自然、正直、放松。

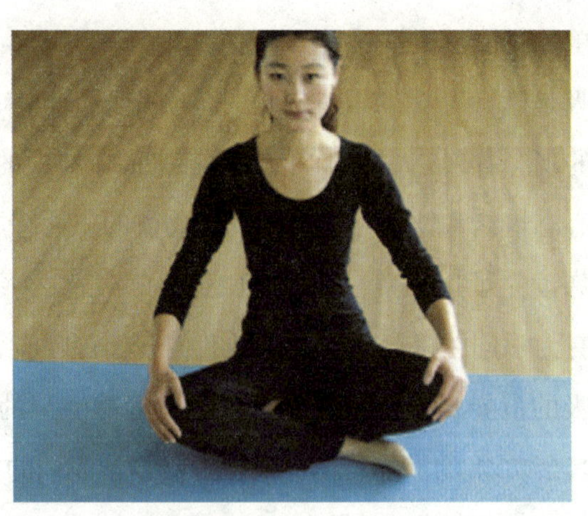

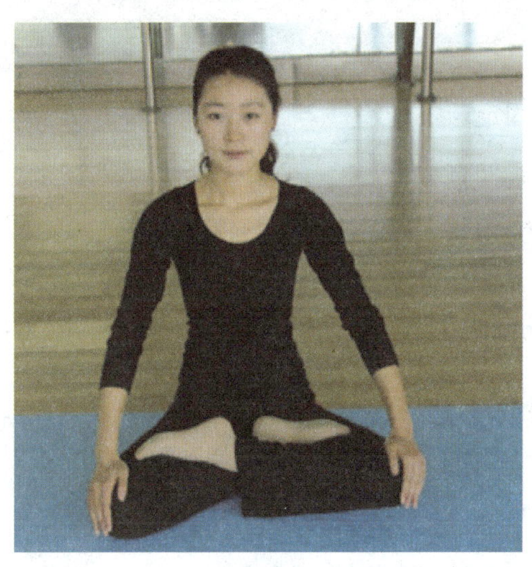

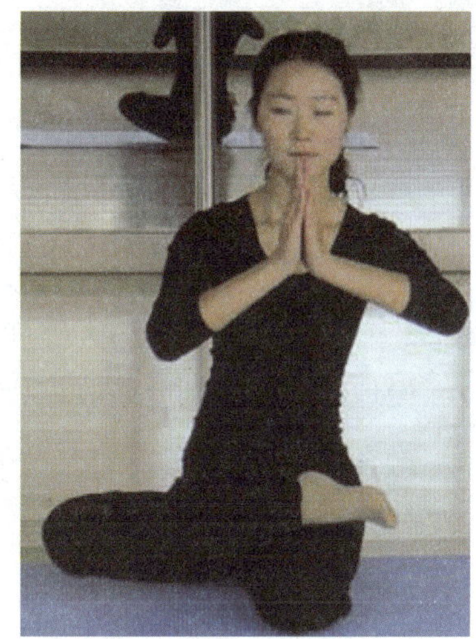

可以根据具体的呼吸练习采用不同的姿势——坐姿、站姿、仰卧，有些练习甚至可以在走路的过程中完成。

4. 保持脸部、嘴唇和牙齿的放松；除非有特殊要求，否则一律通过鼻子吸气和呼气。鼻息的方法可以过滤和温暖空气。

5. 练习之前清空肠胃和膀胱，清洗鼻腔、牙齿和舌头。

小贴士

保持有节奏地呼吸，除非有特殊要求，否则不要做悬息（屏气）的练习。

特殊人群，如孕妇、经期妇女、高血压患者、心脏病患者等应仔细阅读每个呼吸的提示，不做或少做瑜伽呼吸练习。

呼气的步骤及注意事项

1. 寻找自己最舒服的姿势固定。

2. 把胸、浮肋和肚脐提起，伸直脊骨。

3. 尽量向下低头，使颈部变柔软。然后进行下颌收束法。

4. 呼气的动作从上胸部开始。因此不要使这部分收回。慢慢地呼气，直到肚脐收缩，气完全呼尽。这时，身体便同灵性融合在一起了。

5. 呼气前，要把脊柱及其左右两侧提起，使全身像扎根于地的树木那样稳固。

6. 不能晃动身体，否则会扰乱神经和精神的活动。

7. 不要收回胸部，慢慢地顺畅地呼气。假如气息变得粗而急，那是因为胸部和脊背回落以及没有注意观察气息的流动。

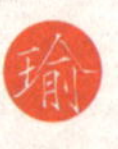

8. 在吸气过程中，上半身的皮肤趋于紧张。但在呼气过程中，要松弛上半身的皮肤。不过不要使背部的内侧沉落。

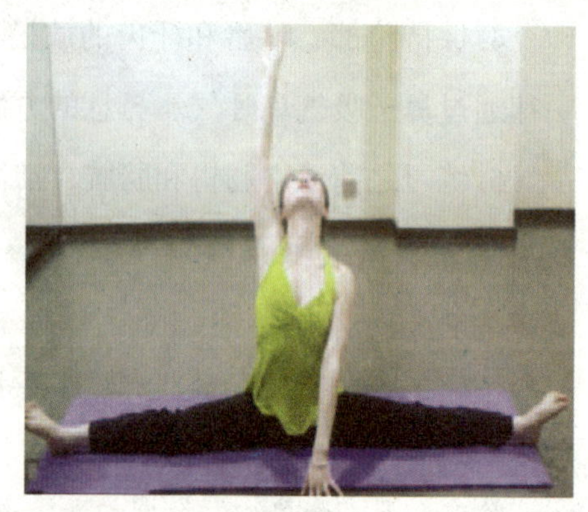

9. 臂和胸的皮肤，不能在两腋下互相接触。但不必特意把臂向外伸开，只要在腋下处留出些微空间即可。

10. 呼气使神经和大脑平静下来，所以人变得谦虚，不再固执己见。

小贴士

呼气要缓慢地进行。为此，不能让吸气时抬起的肋间肌和浮肋松弛。否则，很难做到呼气顺畅和缓。

吸气的步骤及注意事项

1. 以自己最舒服的姿势坐定。

2. 把胸、浮肋和肚脐提起，伸直脊骨。

3. 尽量向下低头，使颈部变柔软。然后进行下颌收束法。

4. 寻找位于肚脐和心脏之间的感情之源头。

5. 在吸气过程中，胸部向上方和两侧扩张时，切勿向前、后和左右倾斜。

6. 不能使横膈膜出现紧张。要把空气深深吸入横膈膜的底部。可以想象从浮肋下,腰的周围开始吸气,这是深吸气的秘诀。

小贴士

1. 脊背必须经常同这个感情之源保持接触。身体的前部，也要始终与它接触。同时进行胸部向上方抬举和向两侧扩张的动作。

2. 吸气过程中，不能提肩，否则上肺部就得不到完全扩张，后脖部也会出现紧张。假如仔细观察一下则会发现，肩被提起后，是立刻就落下的。为了不使肩提起，可以预先抬起胸部。

3. 松弛喉部，把舌平放在下颚上，但不能抵到牙齿。

❖ 瑜伽呼吸法之四大法则

法则之一：胸式呼吸法

步骤：

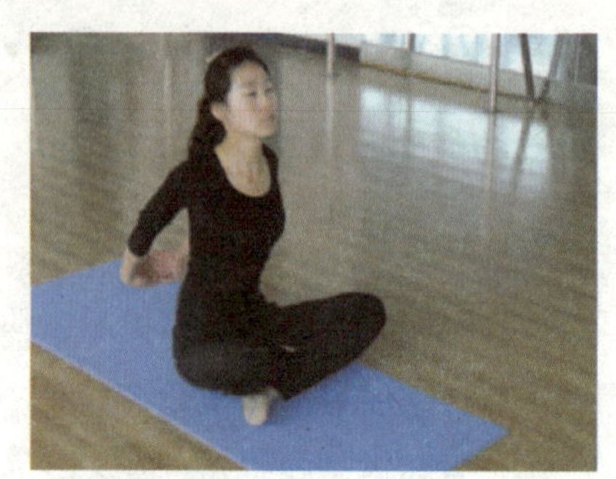

自然盘腿坐，脊背挺直。

双手置于肋骨处。

两鼻孔慢慢吸气，同时双手感觉肋骨向外扩张并向上提升，体会肋骨下移并向内并拢。

法则之二：腹式呼吸法

步骤：

仰卧。

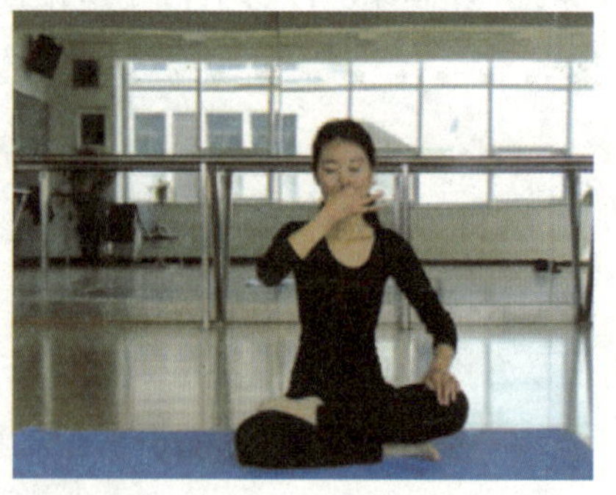

把手放在腹部上，两鼻孔慢慢吸气。

放松腹部，感觉空气被吸向腹部，手能感觉到腹部越抬越高。

感受横膈膜下降，将空气压入肺部底层。

缓慢吐气，慢慢收缩腹部肌肉，横膈膜上升，将空气排出肺部。

法则之三：完全呼吸法

步骤：

盘腿坐正，一手放在腹部，一手放在肋骨处。

缓缓地吸气，感觉腹部慢慢鼓起。

先让空气充满肺的下半部，再让空气充满肺的上半部。

现在空气充满了肺部的每一个角落，你已经吸气吸到双肺的最大容量。

缓缓地呼气，先放松胸上部，再放松胸下部和腹部，最后收缩腹肌，把气完全呼净。

法则之四：单鼻孔清理经络呼吸

步骤：

盘腿坐正，左手扶膝。

右手中指、食指抵眉心。

大拇指和无名指分别放在鼻子两侧，大拇指按紧右鼻孔。

只用左鼻孔深长地、缓慢地进行 5 次瑜伽完全呼吸。

此时应当闭上眼睛，仔细体会气息在身体里的运行，均匀、轻柔地吐纳气息。

做完后，大拇指松开，无名指按紧左鼻孔，用右鼻孔缓缓地进行 5 次瑜伽完全呼吸。反复做 5 ～ 10 个回合。

小贴士

1. 瑜伽呼吸随时随地都可以做，只要全身放松地站着或坐着，

让脊柱和头部与地面垂直即可。对初学者来说，练习呼吸法每次只需 5 分钟。

2. 吸气、呼气的时间要相等。气息出入鼻孔时，不要有声音。如果你患有鼻炎或感冒，切勿做此呼吸练习。

❖ 瑜伽呼吸法之神奇效力

进行瑜伽呼吸法时，通过体位法来使肺、横膈膜、肋间肌和膈肌得到充足的锻炼，以保证其进行有韵律的呼吸。呼吸变得正确而有韵律之前，意识始终同呼吸成为一体。意识指导呼吸如何将吸入的气息通过有关渠道，分配到全身的细胞。呼吸最终通达内在的自我。意识的作用就在于把内在的自我同呼吸、身体联结下来。这种意识的作用将对身体产生很大的有益作用，其功效如下：

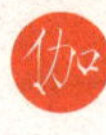

1. 能给大脑与身体器官补充更多氧气，增加身体能量，帮助身体消耗脂肪与清洁血液，排出毒素。

2. 能消除肌肉、内脏的疲劳，尤其对平息剧烈运动后植物神经系统紊乱，内分泌不正常的应激状态特别有帮助。它能化解肌肉消除疲劳过程的不利因素，为肌肉输送更多的营养和氧气，使人体更健康。

3. 能增强消化系统的功能和心脏功能，提高人体免疫力，改善心理状态，控制情绪，对培养集中力、注意力都有很好的效果。所以，在所有的瑜伽经典理论中都认定："呼吸是瑜伽实践的源头。"

方法二：收束法

❖ 瑜伽收束法之一点即透

收束法在梵文里被称作 Bandha，音译为“班达”，意为“捆绑，合拢，束缚，把持”。在瑜伽练习中可以理解为紧压、收缩，控制身体特定器官及身体部位，以达到对能量的保护和约束。

收束法的目的是封锁住身体向外部的开口，被人们誉为封锁之术。在瑜伽练习人群中，也有些瑜伽者在进行瑜伽冥想之前用它作为预备功。总的来说，收束法可以巧妙地控制人体内的生命之气不向外流失，有充足的力量保证其可以完整地集聚在人体内部，并依靠这些力量源形成某些特定方向性的压力或者感知力，并借助这一力量达到某些目的。

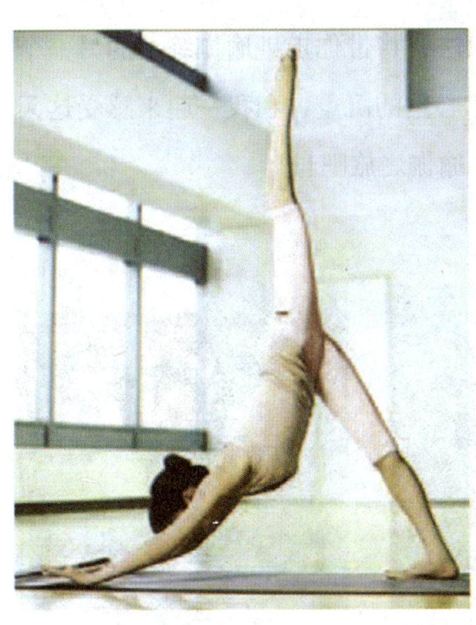

收束法是瑜伽中特有的练习方法之一，暗寓收缩自如、天人合一。在印度，班达可以集中和调控人体聚敛在体内各处的气息能量，从而促进人体产生更多的人体能源。这些能源不仅可以通过收束法使练习者对其收放自如，而且还可以引导全身的能量系统化整为零，脉息相合、统一流动，积极地通过该方法去诱导其他身体功能资源。而人们在练习瑜伽收束之前，可以根据自身情况和喜好，选择以下四种方式：

收颔收束法；会阴收束法；收腹收束法；大收束法（三锁术）。

有人说，爱上一个人是最幸福的感觉，爱上瑜伽同样也是一种幸福。每个人都渴望被爱，但索取爱的同时请记得先去打开自己的心扉。打开心扉，才能走进瑜伽的世界。这是瑜伽的世界，也是你自己的世界。打开自己的心扉，去体会瑜伽的深意吧。爱上瑜伽需要一段辛苦的练习过程，当你真正练熟悉了之后，驾轻就熟，便能自然而然地感受到瑜伽带给你的生命和年轻的活力。除了瑜伽之外，再没有什么能给你这种精神的印记和生命的归属感。

在这一节里，瑜伽收束法，将带你走进瑜伽练习的另一个生命殿堂。现在，请放下你心里的沉重，和我一起来感受这天地之间最平凡却又最神奇的瑜伽之旅吧！

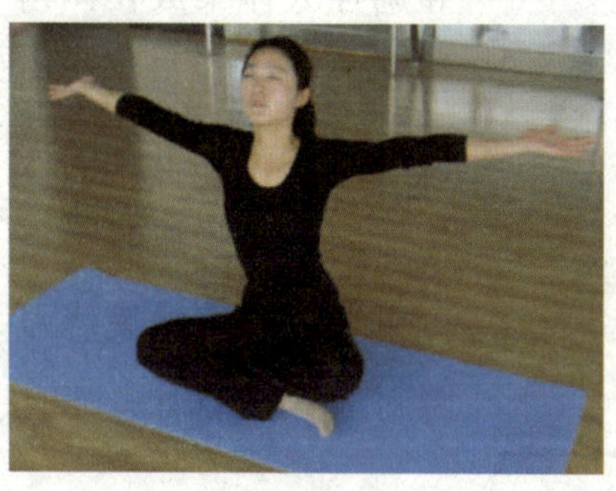

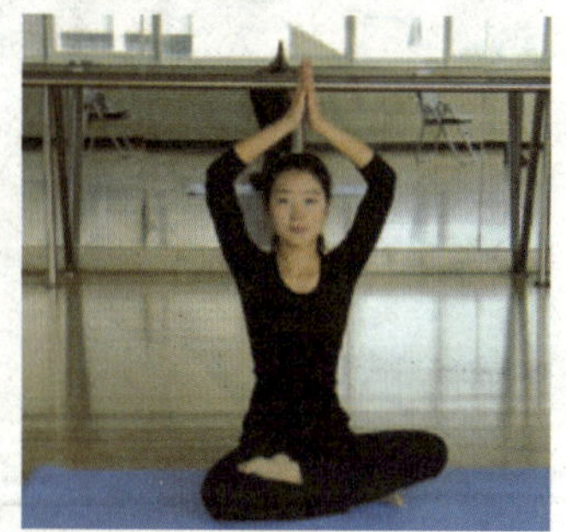

❖ 瑜伽收束法之四大法宝

法宝之一：收颔收束法

首先，尽可能地使自己两膝稳固地靠落在地面的瑜伽坐垫上，建议姿势是莲花坐或至善坐。当然你也可以坐在一块小蒲团（垫枕）上，为你的身体略向前倾留出足够的倾斜度，从而保证两膝更稳固地靠落在地面上。

步骤：

1. 放松，双眼做 90% 的闭合，把双掌放在两膝上。

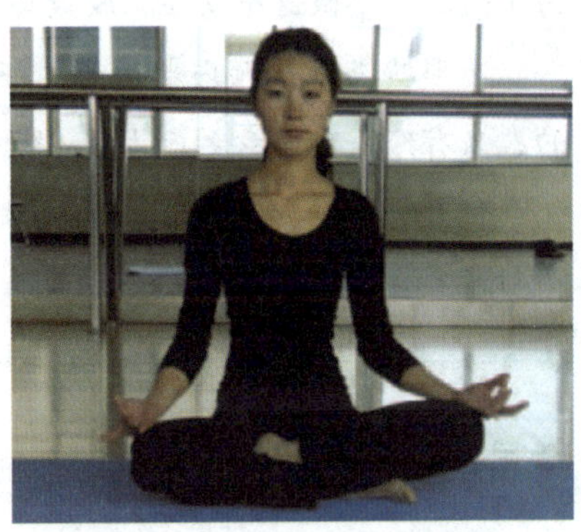

2. 深深吸气，呼气之后悬息。

3. 头向前方弯下来，把下巴紧紧抵着胸骨。

4. 两肩稍向前耸一点，伸直两臂，让两肘挺直不动。

5. 两手掌应紧握或紧压两膝。保持这种姿势，直到你不能舒适地悬息为止，不要勉强用劲而感到劳累。

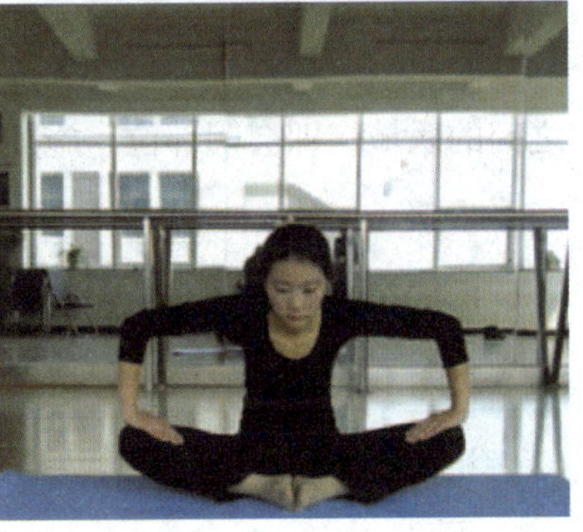

6. 从这个姿势恢复的做法是：同时放松双臂和双肩。

停止把下巴向下抵的动作，慢慢抬起头部（如果你是在呼气之后做这个收束法的，就要慢慢地吸气）。

7. 当你的头伸直时，呼气。这是一个完整的回合。做 3 ～ 12 个回合。每次静坐练习不要超过 12 个回合。

8. 可以在瑜伽冥想前单独做收颔收束法练习，但是通常把它和调息及其他收束法等配合着一起练习，效果更好。

小贴士

1. 只有在非用不可的时候，才用一个加稳垫子来帮助你，因为不用加稳垫做这个功法，收效会更大。

2. 那些患有头颅内部压力（颅内压）症状和有心脏疾病问题的人只有经医生同意之后才可以做这个功法，而且还应非常小心。

3. 当头部抬起或放下而构成收束姿势时，最好不要呼吸，当头部伸直时才能呼吸。

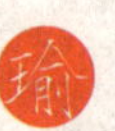

法宝之二：会阴收束法

瑜伽收束法中，会阴收束法也占有重要地位。会阴收束法包含有身与心两方面的因素，但其着重点在于对生殖器与肛门之间的区域，即会阴部位，施加强大的身体压力并加以收缩。

步骤：

1. 按至善坐打坐，一定要让你的脚跟紧紧顶住会阴。

2. 闭上两眼，放松。保持背部伸直。

3. 悬息，用力收缩会阴。尽量长久地保持收缩的时间。放松，恢复呼吸。

4. 发挥想象力，观想脊根气轮收缩的“触发点”。

5. 重复上述动作，会阴收束法要保证 5 次以上的次数，才会有意义。

就会阴收束法来说，它又分为强式会阴收束法和微妙会阴收束法。上述即为强式会阴收束法，下面我来说一下微妙会阴收束法的练习方式。强式会阴收束法和微妙会阴收束法的区别之一就是一个是坐着，一个不需要坐着。微妙会阴收束法可以用仰卧放松姿势以及任何一种坐着的瑜伽姿势来做，一个人只有在能够极好地感觉到脊根气轮“触发点”位置时才能有效地练习微妙会阴收束法。一旦习瑜伽者心中搞清楚了这一点，他就能把注意力集中在这一点上，然后就能做一种微妙的肌肉收缩的动作。微妙会阴收束法对某些瑜伽练习者来说，还是很有效的练习方式。

小贴士

在吸气和呼气之后都可以做悬息，而悬息又往往是和收颌收束法一起配合着做。在这种情况下，就在悬息的同时一起做会阴收束法和收颌收束法。

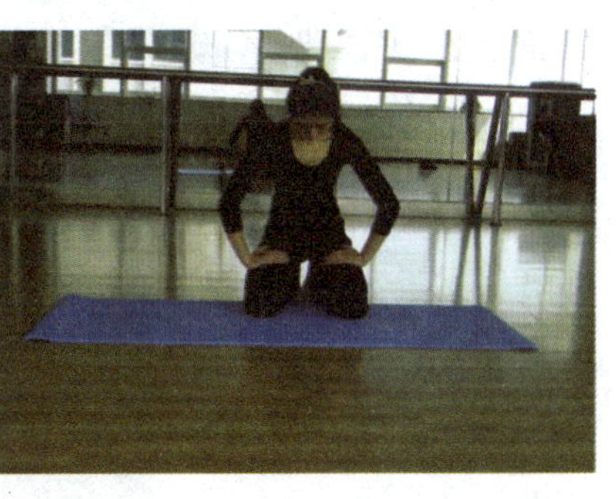

法宝之三：收腹收束法

收腹收束法在练习过程中，可以让你感觉到飞跃、提升的感觉。练习时，把横膈膜从下部腹腔提到胸腔，这也是为什么有时译成胃提升的原因。练习时，特别需要练习者充分发挥自己意念，将身体的结构幻化，逐渐试着进入无我的境界。收腹收束法可以细分为站立式和坐立式两种。

站立横膈膜收束

1. 自然站立，两脚分开略小于肩宽。

2. 双手向内放在两大腿上，上身从腰部向前倾。

3. 彻底放松腹部，双臂支撑上身。

4. 缓慢深呼吸。

5. 闭气悬息，将腹部向内、向上收。

6. 即把腹部拉向脊骨，向上提升，保持两到五秒钟。

7. 控制腹部肌肉坚定有力地向下、向外推放出去，借此迅速将腹部恢复原状。

8. 抬高头部，慢慢吸气，重复做 3 ～ 5 次，继续闭着气悬息。

9. 然后直立，慢而深地控制式吸气。

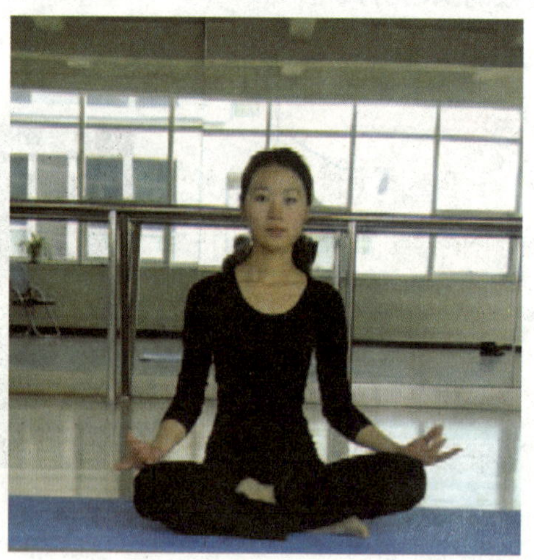

坐定横膈膜收束

1. 自然冥想坐姿，双膝紧贴地板，脊背挺直。

2. 手掌压紧膝盖，挺直肘部。

3. 深吸一口气，控制在肺中三秒，慢慢彻底呼出。

4. 再次深呼吸。

5. 闭气悬息，将腹部向内、向上收。

6. 即把腹部拉向脊骨，向上提升。

7. 保持两到五秒钟，然后，将腹部肌肉坚定有力地向下、向外推放出去。

8. 迅速将腹部恢复原状。

9. 抬高头部，慢慢吸气，重复做 3 ～ 5 次。

小贴士

1. 横膈膜收束法第四个步骤中，当肺部空气已出尽，再通过鼻孔迅速喷气两三次，保证双肺已完全放尽了空气（如果肺部不是完全没有空气，就很难把这个姿势做得正确）。

2. 空腹练习。熟练收颔收束法和会阴收束法后，练习该收束法。孕妇、心脏病、胃溃疡或十二指肠溃疡及高血压患者不可练收腹收束法。

法宝之四：大收束法

大收束法又被称作三锁术，即三种收束法同时练习。它有很多种练习方法，但是主要有两种习练的人数最多，我们来详细讲解一下这两种的习练步骤。

步骤一：

1. 自然的坐姿，至善坐或莲花坐。

2. 闭目养神。

3. 深深吸气，然后做收颔收束法。

4. 在悬息做收颔收束法的同时，意守眉心部位，或意守中经部位——随你选择。

5. 如果你在冥想中意守这些部位的话，每个部位意守几秒钟，然后意守接着的部位。你能悬息多长时间，也就坚持意守气轮多长时间。

6. 然后放松开始收颔收束法。

7. 慢慢呼气。这是 1 个回合，10 个回合为合适。

步骤二：

1. 自然的坐姿，至善坐或莲花坐。

2. 闭目养神。

3. 深深吸气，然后做收颔收束法。

4. 然后深深呼气，悬息。

5. 做收颔、收腹和会阴三种收束法。

6. 最大限度悬息多长时间，就坚持做这三种

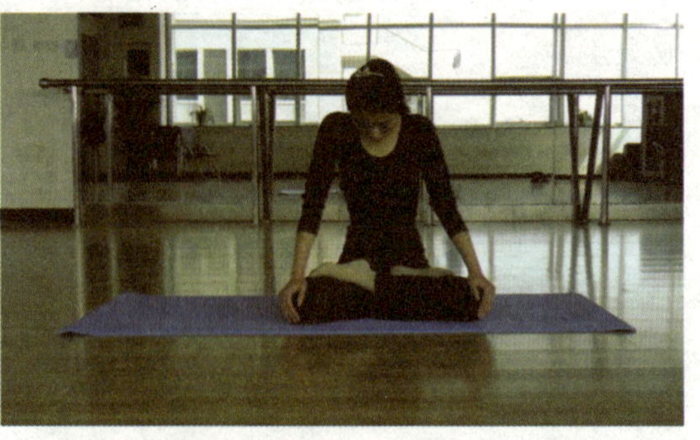

收束法多长时间。

7. 在悬息和做这三种收束法的同时，意守这大收束法第一种做法中所讲的那些部位（专业称气轮）。

8. 当你无法继续悬息下去时，放松会阴收束法、收腹收束法和收颔收束法（按此顺序），慢慢吸气。这是1个回合，10个回合为合适。

小贴士

1. 在你没有把有关的三个练习逐一练习纯熟以前，不要试图做这个练习。

2. 请务必参看会阴收束法、收颔收束法和收腹收束法的警告一项。

3. 无论在任何情况下，都不要过于用力而劳累。

❖ 瑜伽收束法之神奇效力

我们之所以一再强调收束法在瑜伽练习中的重要作用，这和为了强调收束法对瑜伽练习者带来的各种益处是密不可分的。通过练习收束法，人体的手指、手腕、手肘、手臂、肩膀、下颚、胸椎、腰腹、髋关节、膝盖等16个部位都会得到控制和改善。通过内外各呼吸法，可以将身体这些不同的部位，进行控制收缩和释放，从而达到控制气血流量，刺激和支配这些器官的神经。编者通过对几种瑜伽收束练习方法的整理与归纳，总结出收束法对人体带来的几大好处，我们一起来看一下吧！

和谐收束法，巧妙调和人体内分泌系统

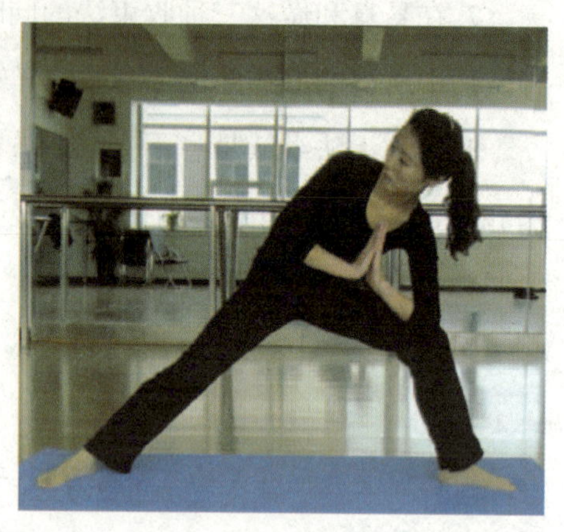

收腹收束法直接刺激肾上腺、胰腺，恰当地引导其功能充分发挥；会阴收束法直接影响性腺、会阴体及女性的子宫颈；而所有的收束法都能直接或间接影响到脑垂体、松果腺及大脑皮层的功能。

特别值得一提的是，由于收束法对内分泌腺体的作用，因而会使一些人体生理功能节律失调症得到调节缓和，并逐渐恢复正常。比如，收腹收束法和会阴收束法对女子调整月经失调状态极为有效。

平衡收束法，综合改善人体呼吸系统

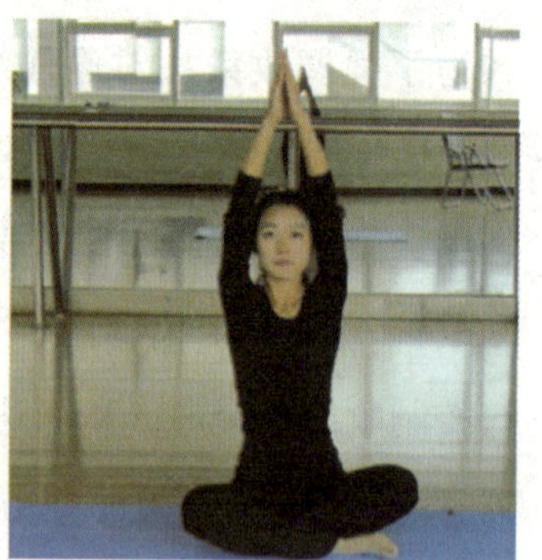

收颌收束法，它可以有效维持人体自身的平衡感，在练习该收束法的过程中，可以有效调节脑垂体、松果腺、甲状腺以及胸腺的正常功能，这些器官都和呼吸息息相关，收束法可以在调节过程中赋予其能量，有效降低呼

吸频率，让人平静放松，促进呼吸系统的稳步提升。

而且，在练习收束法中，人体还会产生 α（阿尔法）脑电波，交感神经活动降低（情绪波动减少），大脑混乱的神经思维得到调整，使大脑得到训练从而注意力更加集中，这就意味着脑神经活动减慢，使人体达到深度放松状态。比如，收颔收束法就十分适合改善睡眠系统和过度劳累症状。

感受收束法，平缓温和人体循环系统

瑜伽教给我们如何感受大自然，如何感受自己，如何感受整个世界的寒来暑往和新老更替。瑜伽神奇的收束法，需要人体彻底放松后去感受。在收束法练习中，可以降低血压和脉搏频率，进而使内脏得到压迫按摩，消化功能协调改善，内脏活力增加，以达到改善神经反射功能使泌尿生殖系统功能得到改善的目的。收束法还能使腹腔内所有器官都受到按摩和刺激，这个练习还能减轻消化不良、寄生虫病和糖尿病，使腹腔器官得到补养，消化力加强，从而增进食欲。

方法三：调息法

❖ 瑜伽调息法之一点即透

瑜伽的“调息法”在梵语中用“Pranayama”表示，其中 Prana 意思是“生命之气”，yama 则是“控制”的意思。瑜伽的调息法通过有规律地吸气和呼气，以及有意识地进行屏息，刺激和按摩所有的内脏器官，进而唤醒潜藏在体内的能量——生

命之气，使之得以保存、调理和提升。

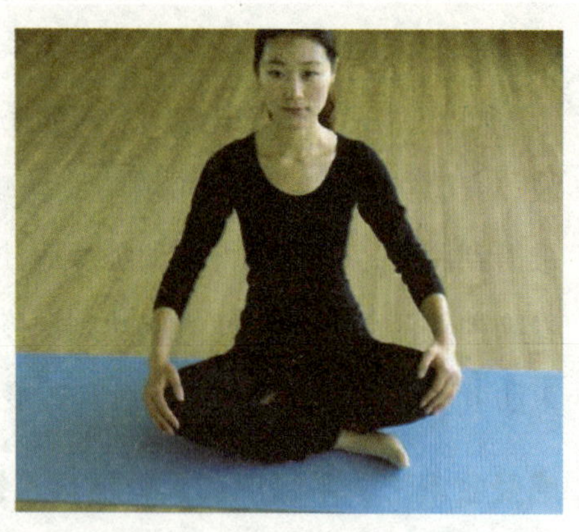

调息法是一种通过呼吸、净化身体本身及其微妙组织的方式，是一种控制呼吸的艺术，它通过呼吸、专心和有规律的生命力或宇宙能量进行调节和控制。它能使神经系统安静下来，让大脑的注意力更加集中。因此，它能创造一个由内而外的宁静环境。在冥想前进行调息法能够大大地帮助瑜伽练习。

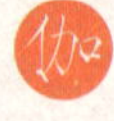

生命之气就是我们所说的呼吸，我们可以通过调息来掌控它，让它可以从我们指定的经络顺畅地流通，那么我们的身体和精神都会得到更好的修炼。在瑜伽中，当我们的身体生病时就是我们的生命之气在体内流通的时候受到了阻碍，这时我们就要通过运用一种方法使生命之气重新畅通起来，所以我们就需要用瑜伽的调息法来达到这个目的。正确的调息法能增加氧气的吸入量，净化血液，并提高肺活量、肺功能。它还可以增进人体消化器官的活动，对内分泌腺的分泌活动产生影响，并且消除疲劳、减轻焦虑，改善精神面貌。

瑜伽调息法带着神秘的色彩，在瑜伽的理论里，当人控制了生命之气后就可以进而控制宇宙中的其他能量，它是一套行之有效的调息健身法。调息是一种呼吸方法，无论是瑜伽还是气功都离不开这种“调息”。通过正确的调息，我们体内的生命之气畅通之后，一通百通。疾病自然也就慢慢消退。

而在调息之前，我们先要学会呼吸。瑜伽呼吸法是由腹式呼吸和胸式呼吸这两种呼吸方式结合而成的。

人们在练习瑜伽调息法时可以根据自身情况和爱好，选择以下几种方式：

1. 蜂鸣调息法。

2. 风箱调息法。

3. 圣光调息法。

4. 清凉调息法（也叫冷却调息法）。

5. 昏眩调息法。

❖ 瑜伽调息法之四大秘诀

秘诀之一：蜂鸣调息法

蜂鸣呼吸功能够缓解紧张、焦虑和易怒的情绪，有助于降低血压，维持平和的心态，它还能消除咽喉不适，对嗓子非常有益。

我们需要按一种舒适的瑜伽坐姿打坐，脊柱一定要挺直。

步骤：

1. 闭上双眼，放松全身片刻。

2. 嘴巴在整个练习过程中都是闭紧的，通过两只鼻孔满满地吸气。

3. 蓄气不呼，进行收颔收束法和会阴收束法，坚持几秒钟，然后恢复正常呼吸。

4. 将两手的食指轻柔地推进两外耳道，塞住两只耳朵。

5. 嘴巴继续闭紧，上下牙齿分开，然后缓缓呼气，产生一种如同蜜蜂一样的连绵不断的嗡嗡声。呼气应缓慢而有节律，将意识完全集中于声音的振动上面。这是一个回合。

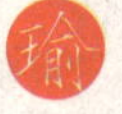

小贴士

1. 初学者开始只能进行 3 ～ 5 个回合，以后逐步增加次数。

2. 进行这个练习时不要采取俯卧的体位，以免由于压迫声门，而对肺部有所损伤。

秘诀之二：风箱调息法

风箱呼吸功有助于净化肺部，排除多余气体，对缓解哮喘、肺结核等疾病症状有一定效果。它还能消除喉部炎症，使人思维清晰，心态平静。

选择一种舒适的坐姿坐定，头和脊柱保持挺直，闭上双眼，放松全身。

步骤（分两段进行）：

第一段：

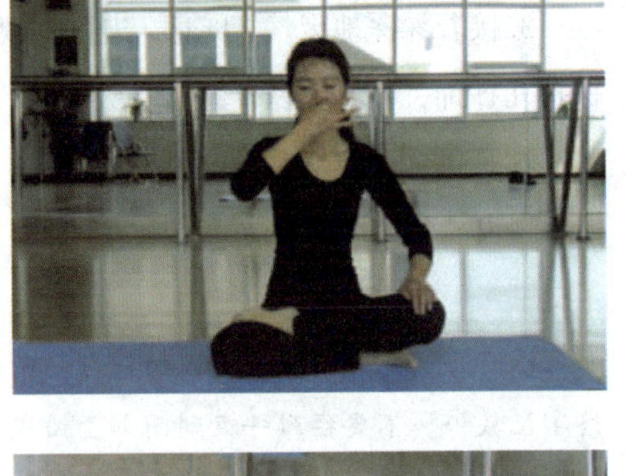

1. 右手放在脸部前面，食指和中指放在前额，拇指在右鼻孔旁、无名指在左鼻孔旁，小指伸直。左手放在左膝上。

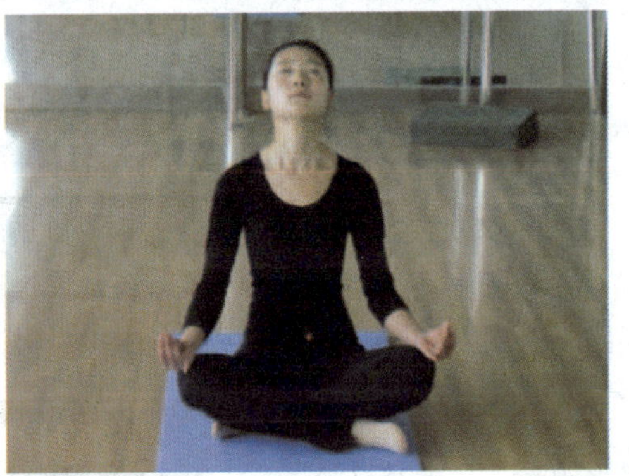

2. 以拇指压住鼻旁，闭住右鼻孔。

3. 腹部快速而有节奏地扩张、收缩，气体经由左鼻孔快速地吸入和呼出20次。

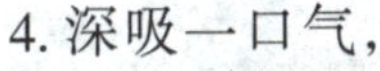

4. 深吸一口气，用拇指、无名指从鼻子两旁压迫，进行收颔收束法和会阴收束法，保持几秒钟，然后呼气，并恢复正常呼吸。

5. 用无名指闭住左鼻孔，腹部快速而有节奏地扩张、收缩，气体经由右鼻孔快速地被吸入和呼出20次。

6. 再次深吸一口气，重复进行第3步的练习。这是一个回合，每次做三个回合。

第二段：

1. 按第一段同样的坐姿坐定，双手放在双膝上。

2. 同时通过两只鼻孔，快速呼吸 20 次。

3. 接着深深地吸气，屏息，进行收颔收束法和会阴收束法，保持几秒钟，呼气，恢复正常呼吸。

这是一个回合，共做三个回合。

小贴士：

1. 因为这是一个非常极端的练习，所以在这个练习中，要始终牢记放松。不要猛烈呼吸到面部歪曲或身体强烈震颤。如果有一点点震颤，也不必担心。

2. 开始时，呼吸应相当慢。一两周之后才逐渐增加呼吸的速度。

3. 练习时应避免剧烈呼吸以及过度摇晃身体，如果感到发晕表示练习方法有误。在做这个练习时，每做一个回合，都应充分休息一下，保持放松。

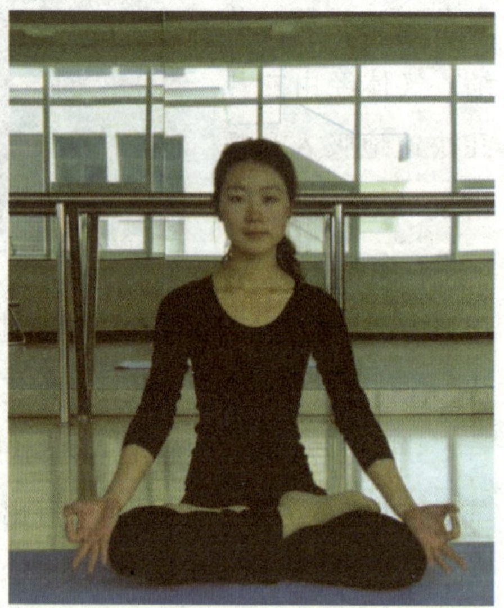

4. 如果你开始感到眩晕和出汗，或二者任一种现象产生，这意味着你的风箱式呼吸做得不正确。如果是这种情况的话，试

试减少空气的吸入量、减慢速度和呼吸的力量。试试更加放松。如果你发现自己练习这种呼吸法时总是少不了发生以上消极现象，那就停止练习。

5. 高血压、眩晕症或心脏病患者不要擅自做风箱功。身体虚弱和肺活量小的人以及患有严重耳、眼疾病的人也不应该练习这种功法。如果在做这个练习时鼻子流血或耳痛，则应立刻停止下来。

6. 初学者练习时应谨慎。

7. 无论何种人群，风箱式练习得太多，都会损坏身体，因此人人都得有节制和小心谨慎地练习风箱式。

8. 不能在空气受到污染的地方练习。

秘诀之三：圣光调息法

这是清洁头脑额区的一种功。圣光调息法给予大脑充分的休息，并让心情在空虚的状态中重获活力。这个功法有助于缓解脑血栓的形成。可以在任何时间练习，特别适合在冥想前练习。可以任选一种舒适的瑜伽坐姿打坐，合上双眼，放松全身。

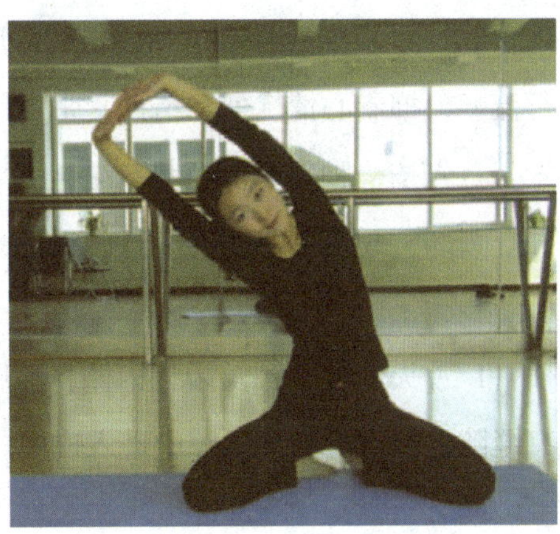

步骤：

与风箱调息法一样进行腹呼吸，重点放在呼气上。

与风箱功不同的

是，现在应让吸气慢慢地自发地进行，只是微微地用力呼气，每次呼完之后稍做悬息，然后轻轻吸气。

呼气 50 次，然后深深呼气，做收颌收束法、收腹收束法和会阴收束法，意识集中于眉心，感到空虚和宁静。

接下来解除三种收束法，缓缓吸气，放松全身。这就完成了一轮。每次共做五轮。

小贴士：

如果悬息时间增加，效果会更好，但也不宜太长，以感到舒适为限。

秘诀之四：清凉调息法

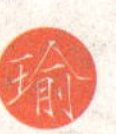

这是一种能够使全身平静的调息法，主要特点是用嘴巴缓缓呼吸，再通过两个鼻孔徐徐呼气。这样逐渐使全身平静，同时放松神经系统。这个方法导致肌肉放松，血液净化，对整个人体和神经系统具有镇定和放松的作用。它还促进周身元气运行流畅，抑制心情忧郁和精神紧张。

首先按一种舒服的姿势打坐，把双手放在双膝上。上身脊柱、头部、颈部始终保持平直，双目闭合，全身放松。

步骤：

1. 舌头前伸，触及牙齿内侧，嘴唇微微张开，上下齿间留有缝隙，空气可以从缝隙中进入口中。

2. 用嘴吸气，感觉空气经过整个舌体。在不过于用力的情况下，尽可能多地吸入空气。

3. 接下来，用两个鼻孔慢慢呼气，直至呼完所有吸入的空气。这是一个完整的过程，至少练习 10 遍。

小贴士

1. 清凉调息法在练完瑜伽姿势及其他调息法后练习。

2. 然后你可以进入冥想，感觉你的口腔、喉咙、脊柱神经等部位都是冰凉的，你因此变得安静而平和，让这种感觉传遍你的全身。冥想过程应控制在 3 分钟以内。

3. 高血压患者做此练习时，不要同时练习收颌收束法和悬息，每次练习只限于 10 个回合。

4. 有心脏病的人不应该练习。

法宝之五：昏眩调息法

步骤：

1. 舒适打坐，双眼闭合约 90%，缓慢而深长地吸气。

2. 悬息由一数到三，做收颌收束法和凝视第三眼。

3. 非常缓慢而彻底地呼气，抬起头，吸气，重复练习此法 2–3 次。

小贴士：

心脏病和高血压患者慎做此法。

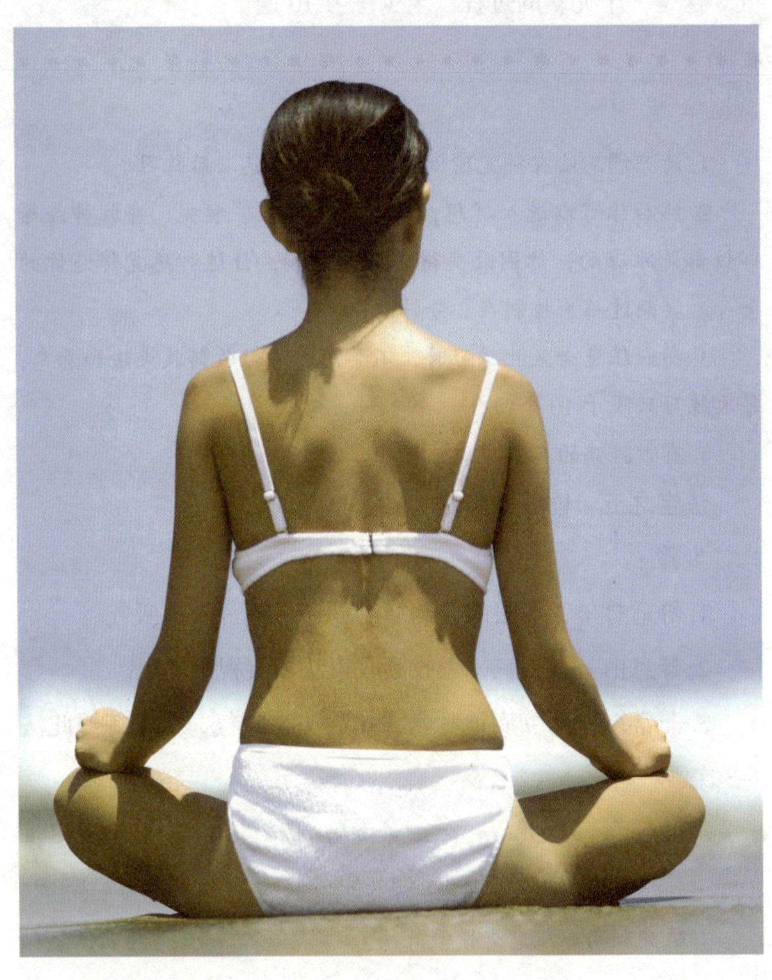

第四章

经典瑜伽体式，你了解多少

经典的瑜伽体位法是一种舒适的身体自然位置，它不像在健身房跳健身有氧操一样，需要在律动十足的音乐节奏中进行身体各个体位部分的身体锻炼，并且在锻炼期间人体心肺功能需要承受较大的运动负荷，而这种运动需要极大的运动体耗，所以一般很难坚持下来，它不需要在单一的有氧跑步机上进行枯燥无味、单一的肢体跑步运动，它也不需要拥有一定洁净的水源、场馆和设备的游泳瘦身运动。而我们所说的经典瑜伽体式是一种在静谧的室内或室外环境中，配合舒缓柔美的音乐，通过体位的选择变动，使自我的身心状态和谐统一地融入自身世界中，从而达成自身与外部世界之间统一关系的绝佳觉醒状态；通过温和的体位前俯后仰、左右扭转、上下拉伸、内外挤压等可以很好地按摩内脏，良好地刺激身体内部血液循环，可以使得身心得到由外到内、由表及里的全面的放松和调节，并且长期坚持下去可以使得女性在拥有妙曼身姿的同时得到良好的生活作息规律，唤醒你沉睡的身体，让你活力充沛地开始崭新的一天。

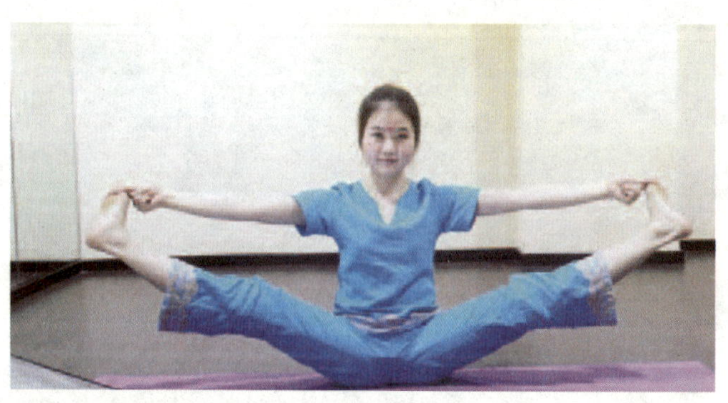

那么你对上述所陈述的经典瑜伽体式有多了解呢？下面我们从最基本的几个姿势开始讲述。

此“坐”不是彼“坐”

瑜伽体位也分静态和动态的姿势。静态姿势是指需要花上一段时间或较长的时间，通过相对稳定的体位姿势，通过这些练习柔和地按摩内脏、腺体和肌肉，使自己的身心和神经得到放松的同时，给心灵带来宁静。我们先从静态的坐式开始做起，这里所说的坐可不是我们一般理解上的“坐”，由于现在的生活日益加速，很多人已经开始脱离了繁重的体力劳动，开始从事脑力劳动，因此大部分的时间都停留在久坐和伏案上，使得更多上班族的女性朋友容易形成“水桶腰”。

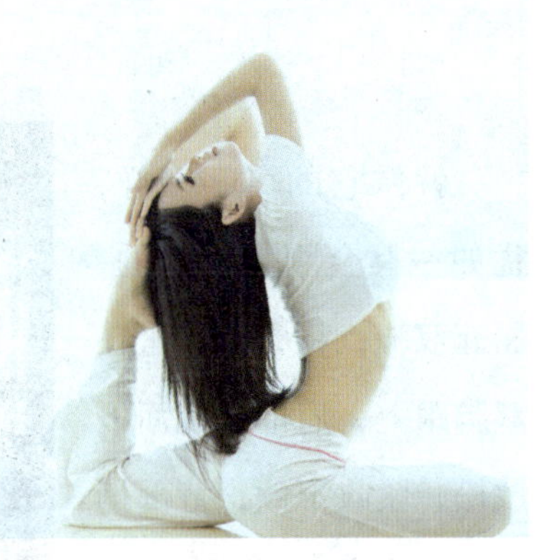

我们通过几组简单的瑜伽静坐冥想来进行瑜伽的初步入门，在练习时我们要排除一切的杂念静心练习，使得身心得到最大的放松，为后续动作打下基础。

❖ 简单坐

首先简单坐也称为散盘坐，双腿自然交叉，左脚压在右腿

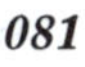

的下方，右脚压在左腿下方。身体自然放松，挺直脊背，收紧下颌，目视前方。这是最简易的坐式，此动作没有太难的动作标准，只要让自己置身在优雅的练习环境中和优美柔动的音乐中，整个身心都会沉浸在无比宁静的氛围中，去净化心灵，调整思绪，找回自身的美丽与自信。

❖ 金刚坐

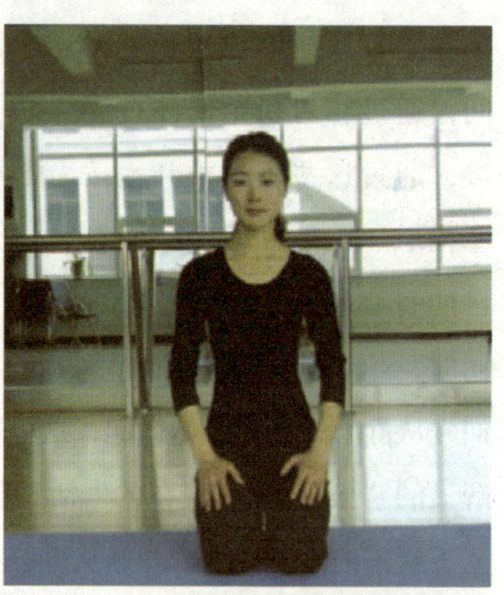

就像它的名字一样，犹如一尊金刚大佛似的，屈起双腿，将臀部稳坐在双脚跟上，肩部自上而下放松，紧收下颌，背部挺直，这样会减轻落在双腿上的压力，腿部就不会有麻痹感了。

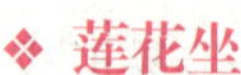

❖ 莲花坐

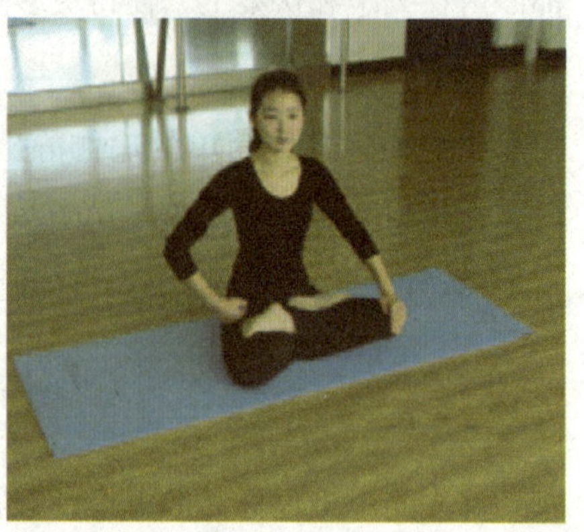

1. 坐正，身体向前屈伸，屈起右腿，将右脚放在左大腿上，脚心朝上。

2. 再屈起左腿，将左脚放在右大腿上方，脚心朝上。

3. 挺直脊背，收紧下巴，让鼻尖同肚脐保持在一条直线上。

4. 同时注意呼吸，双臂自然上举，保持伸直的状态，自然呼吸，保持 1 ～ 2 分钟还原。

❖ 半莲花坐

1. 坐正，双腿向前伸直。

2. 随即把右腿屈起，并将右腿放在左大腿上，脚心朝上。

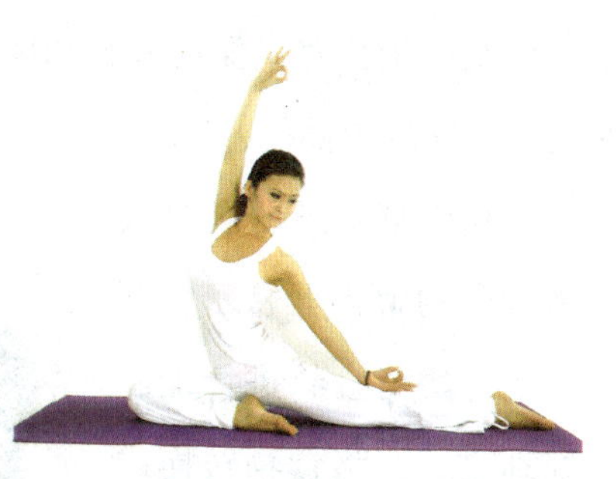

屈起左腿，将左脚放在右大腿的上方。挺直脊背，收紧下颌，让鼻尖同肚脐保持在一条直线上。

小贴士

在做以上动作的同时也要注意呼吸，做深呼吸，慢慢吸气，扩充胸腔内部的气流。注意力集中在呼吸上，让呼吸均匀和缓慢，尽量控制在1～2分钟之内。此种莲山的体式可以使得神经顺和安宁，可以使女性荷尔蒙分泌顺畅，扩展发展胸部，使皮肤和肌肉更富有弹性，减少久坐所带来的双肩僵硬和风湿痛等疾病的发生。

一跪解决女人愁——排毒、养颜和丰胸

❖ 排毒养颜篇

进入现代社会，环境污染日益严重，人们不得不重视自身的排毒养颜的健康了，而我们都知道只有及时排出体内的有害物质及过剩营养，保持五脏和体内的清洁，才能保持身体的健美和肌肤的美丽。

我们都知道肝脏是人体重要的解毒器官，它利用解毒酶对食物进行加工处理之后，将食物转换成对人身体有用的物质，但是食物中的毒素也可能留存下来。瑜伽是一项顶级的排毒运动，通过将压力施加到肝脏等器官上，加快其血液循环，促进毒素排出体外。肝脏不好的人一般都会表现出全身无力，面色蜡黄，换句话说就是“一脸病态”，严重的时候还会影响视力，足

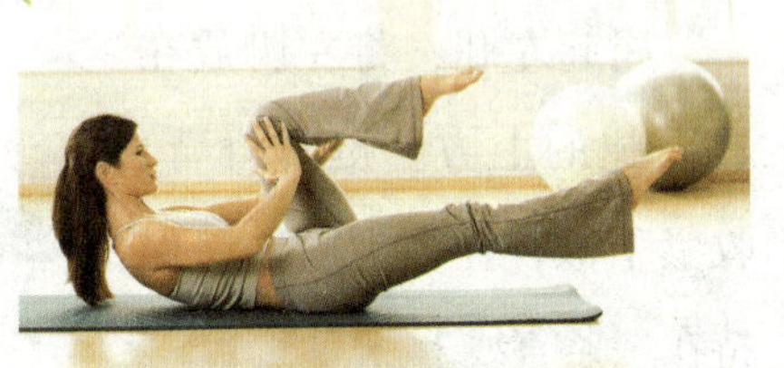

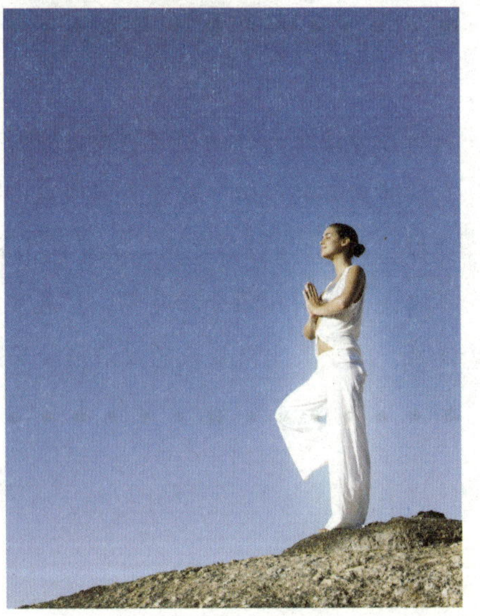

见肝脏的重要性，为了让自己拥有一个健康明亮的肤色，和一个绿色健康的身体，下面请跟着我们来练习下跪式三角侧伸展式瑜伽：

1. 取金刚坐姿跪在地上，臀部坐在双脚上。

2. 吸气，上身挺直脊背，两大腿与地面垂直，小腿保持跪姿不动。双臂侧平举，与地面平行，手掌向下。右腿向右侧打开、伸直，左腿不动，右脚与左膝在一条直线上。

3. 缓慢呼气，上身向右侧缓缓弯曲，右手放在右脚上（根据身体柔韧性不同，也可以把右手放在右脚踝上或者右小腿上），左臂贴左耳向右侧伸展。感觉腰部肌肉被拉伸。

4. 保持 4 ～ 5 个深呼吸。

5. 吸气，回到动作 2，换另一侧再做。

练习功效：跪式三角侧伸展式瑜伽利用一个特殊的姿势，让大量新鲜血液流向肝脏，可以加速身体内部排毒，此姿势可以达到很好的保护肝脏的作用，同时，它还能深度拉伸腰部线条，起到美化腰部线条，强健胸部，拉伸大腿内侧肌肉。长期练习可以让我们的肤色亮白，气色明亮、让女性拥有更加妙曼的身姿。

动作要领：挺胸，身体要保持在一个水平面上，切忌含胸。

❖ 丰胸篇

我相信每一位女性都想拥有一份敢于挺胸而出的魅力，就像俗话说的“世界上没有丑女人，只有懒女人”一样，没有“垂”

女人，只有“静”女人，下面介绍的瑜伽丰胸体式可以让你达到瘦身、美体、丰胸的目的。

前面我们介绍了基本的瑜伽坐式，那么我们在前面的基础上，采用金刚坐姿，只因这样的跪立姿势可以让双腿肌肉变得柔软而有弹性，可以让大腿前群肌得到很好的拉伸，通过改善肌肉线条的形状，从而让大腿部看起来较匀称。当两手在体后相扣时，用心去感觉手臂的拉伸，在练习的过程中，肩关节要放松，背阔肌能得到伸展，在手臂得到紧实锻炼的同时，也能很好地改善不良的体态来提升个人气质，因此我们可以感觉出简单的一跪也能达到排毒、养颜和丰胸的效果。下面我们来介绍这种跪式挺身式瑜伽方法，也称为骆驼式，分两种。

第一种：

1. 取金刚坐姿，双膝跪地，双膝稍分开，双手叉腰。

2. 吸气时慢慢后仰，慢慢呼吸保持30秒到两分钟，吸气还原。

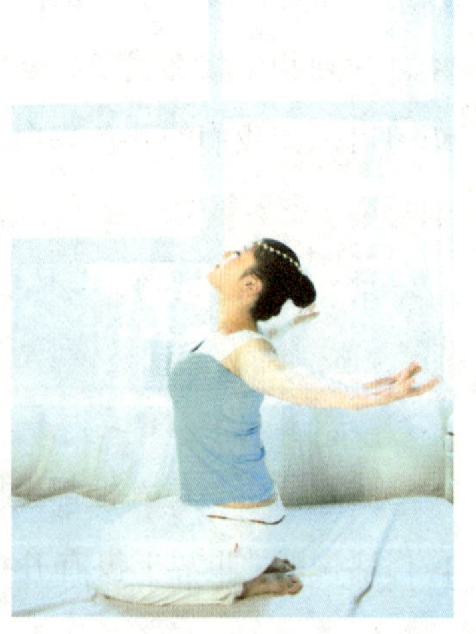

第二种：

具体操作方法如下：

1. 取金刚坐姿，跪在瑜伽垫上，臀部放到双脚上，双手自然放在双腿上。

2. 深呼吸，吸气，双手放到身体后侧的地面上，手掌着地，指尖指向双脚，上身略微后倾。

3. 呼吸，两肩向后打开，胸部挺起，头向后仰，眼睛注视天花板，用胸式呼吸，保持 3 ～ 5 个深呼吸。

动作要领：双腿交叉盘坐，双手扶腰，吸气打开胸廓，呼气身体向后伸展，髋部前推，两手臂弯曲重合后向远方伸展，眼睛看向手的方向，保持 3 ～ 5 次呼吸，吸气带回身体。

功效：伸展脊柱，促进血液循环，对肠胃器官（肾、肝、脾、肠）失调、便秘有调节作用。我们在整个的练习过程中都要心无旁骛，用自己的身心去体悟和感悟，排除各种杂念，此种跪式方法丰胸效果也是毋庸置疑的，将思想意识集中在胸部，在每次吸气时都感觉胸部在胀满，不停地在生长，经过长期的练习，能够刺激胸腺的发展、甲状荷尔蒙的分泌，有利消化和排泄，对驼背和腰背痛有一定的治疗效果。并且你会发现还有丰胸的效果。

具体操作方法如下：

第一式：

1. 双膝并拢跪在垫子上，双脚向后抬起，可以将两只脚勾在一起。俯身向前，双手撑地与肩同宽，背部挺直，收紧臀部。

2. 慢慢弯曲手肘，让胸部接触垫面，再慢慢以手肘的力量将身体向上推，回到原位。

特别提示：这个体式做起来稍微有点累，但丰胸效果却很值得期待，据说被欧洲的健身教练奉为丰胸“杀手锏”。因为俯卧撑的动作能使下胸肌增长，使胸部整体突出，罩杯就悄无生息地“up”啦。需要注意的是，练习的时候，最好不要穿普通的内衣了，直接穿上能支撑胸部的运动款内衣，效果会更好。

第二式（开肩式）：

1. 跪坐在垫子上，臀部和大腿压在小腿上，将双臂向背后伸直，尽量到达脚尖处。

2. 双手交叉相握，双臂在身后抬起，并尽量举向头顶，上身向地面俯压下去，使胸部碰触到大腿。

特别提示：以“简易局部美体法”掀起韩国瘦身热潮的专家金相万认为，尺寸大并不等于是完美的胸部，理想的胸形应该是个正三角形：锁骨的中心和双乳间距的中心相连接，正好是一个等边三角形。如果左右两边过长则说明胸部有些下垂了，我们可要小心提防呀。试试这个开肩式吧，它能提升胸部，让胸部逐渐紧实、有弹性。

第三式（挤胸式）：

1. 站姿坐姿均可，双臂放在胸前，双手手掌合拢，小臂与地面水平，吸气时，双掌用力挤压，使双肘水平展开。

2. 一边吐气一边努力挺直上身，使胸部有被拉伸开的感觉，保持 10 秒后放松身体。反复 5 次。

特别提示：其实很多女性朋友的胸部并不小，只是散往两边，就不显山不露水了，形态上就像平缓的丘陵地带。挤胸式能很好地集中胸部，只要勤加练习，就不用羡慕那些女明星的迷人乳沟了。不要把更多的心思花在别人身上，只要悉心雕琢一下自己，就完全可以像她们一样，可以得到一副曼妙的身材了。

第四式（坐立山式）：

1. 平坐在地面上，将两脚交叉放在膝盖下方，保持腰背部挺直。

2. 收腹挺胸，十指交叉后掌心向上，吸气，双手举过头顶，手腕向上带动手臂伸展。呼气，缓缓低头，试着让下巴触碰胸骨，感受颈部的拉伸，双手保持手指交叉撑天的姿势。

特别提示：坐立山式能让胸部线条看上去更圆润、更饱满。另外，在做动作的时候注意收紧腹部，还能让小腹更加平坦哦。

想要瘦腰学会站

瑜伽不仅会使你得到心灵的净化，还能达到排毒养颜、丰胸的作用，在轻松打造易瘦体质的同时还可以达到瘦腰、塑形的效果，下面，我为大家介绍几种站式瑜伽体式。

❖ 新月变式——滋养侧腰部

1. 双脚打开，吸气将双臂抬至水平，呼气，放松双肩，将掌心翻转向下，双眼平视前方。

2. 深呼吸，在吐气时放松右腰上半身水平向右倒下。注意身体不要前倾，不要弓背，应感觉身体紧贴一面墙，双肩尽量向外打开，平面侧弯。感受左侧腰部得到拉伸。到达你舒适的位置即可，不要强求自己一开始就能达到教练的程度。保持 15 秒后，恢复初始姿势，反方向重复该动作即可。

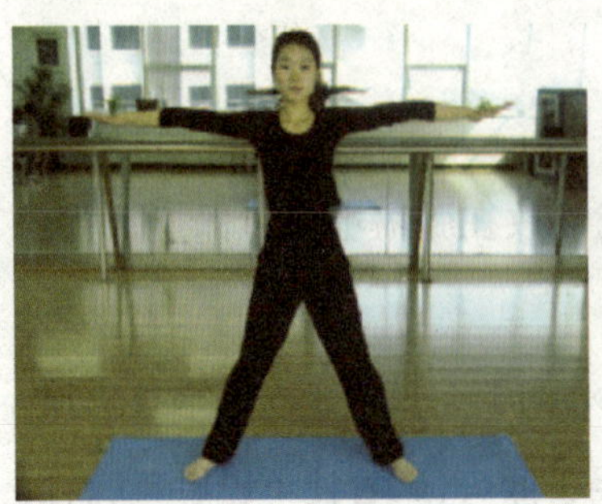

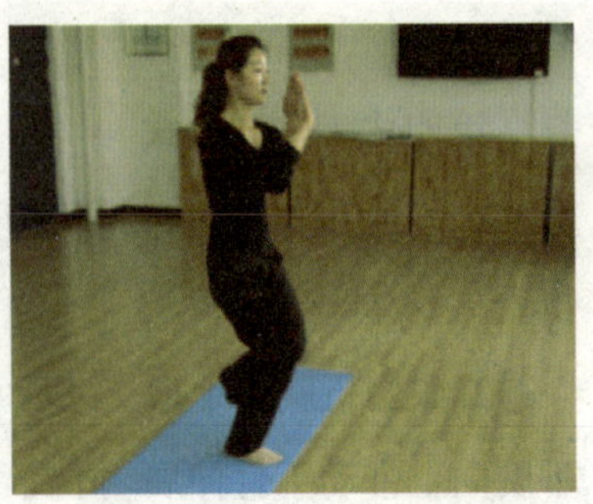

特别提示：4 组 / 天。在侧腰时不要送胯。如果可以的话，在练习一段时日后，可以尝试，用手握住脚踝，并尽量保持 30 秒后再恢复站姿。

❖ 鸟王式——向前拉伸腰部

1. 双腿并拢，站姿。吸气，抬起双臂，掌心相对，左手臂压过右手臂，肘关节重叠，于胸前环抱，双手合十。如果双手无法合十，则右手握住左手手腕处即可。

2. 抬起左腿，缠绕右小腿，将身体重心置于双腿之间。右脚趾牢牢抓紧地面。

3. 调整呼吸，深吸气挺直背部缓慢下蹲，保持好平衡后，上身向前，让腹部靠近大腿，感受到腰背的拉伸。保持 15 秒后，恢复初始姿势，反方向进行。

特别提示：一天做一组。该组动作不但能够很好地向前拉伸腰部，同时还能够挤压到脏腑部，帮助你排除体内浊气及宿便，并锻炼下肢力量，培养你的专注力。

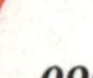

小贴士

此体式也是称之为鹫的姿势，它是发展平衡力及协调性的一个极佳姿势，也增强两腿两肩的弹性。

❖ 站立拉弓式

1. 眼睛凝视前方，弯曲右侧的膝关节，脚跟尽量提至臀部处，右手扶至自己的脚腕。

2. 呼气，身体慢慢往前倾，同时向上拉伸右腿，大致停留30秒，换另一侧。

主要功效是：去除多余脂肪，同时改善身体平衡度和柔软度，主要起到协调平衡的作用。

还你完美背部曲线——俯卧

没有哪位女性朋友愿意看到自己的腰间或者内衣肩带处留有一层层突起的小赘肉，尤其在夏天穿着盛夏衣着时难免会露出自己的背部曲线，可更多的女性朋友因为工作的原因，她们多数都是长时间埋头在办公桌上。持续这样的姿势一段时间之后，人就会感觉颈部僵硬，腰背酸痛，为了缓解疼痛，她们只能弓背侧颈，很难维持优美的姿态。由此你会发现加强背部肌肉重塑身体线条仍然是很重要的。

有的女性想到了在背部垫上厚厚的靠垫，或者是时不时地左右环顾一下以锻炼颈部，但是这些措施只是解一时之急，并不能完全缓解颈部和背部的酸痛感，没法根治。其实，要想拥有优美的姿态，你完全可以通过练习瑜伽来实现。

❖ 弓式

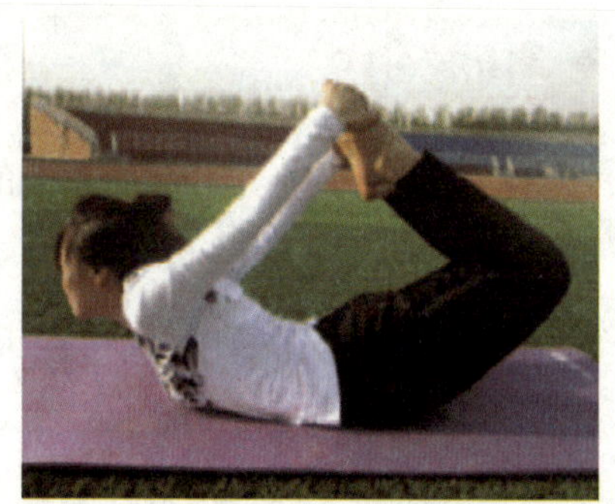

1. 整个身躯趴在地板上，屈膝，脚掌向上，双手向后握住脚踝，左手勾左脚踝，右手勾右脚踝。

2. 先吸气准备，吐气时，肩膀、胸部及双腿同时上抬，使身体向上拱起，停10～16秒。

3. 试试将胸部、双脚再往上抬得更多，接着，左手放开，左脚打直，然后放松身体，手脚自然放下，再换另一边做，左右各1次。

功效：强健后背肌肉，消除腹部脂肪，美化背部及腰部曲线，达到瘦身功效。

蝗虫式

1. 腹部紧贴地面双腿并拢。将双臂放在身体两侧，掌心朝上。

2. 吸气，抬起双腿、头部和上身，尽量抬高。双手扶地支撑身体。舒缓地呼吸，试着将两肩和臀部肌肉放松。

3. 从头到脚将身体完全伸展。借助脊椎的力量，尽可能地拉伸你的身体。保持正确的姿势并舒缓地呼吸 5 次，然后在瑜伽垫上做背部放松。功效：强健背部肌肉。

眼镜蛇扭动式

1. 俯卧在地上，双腿并拢，脚尖伸直，脚背贴地。双手平放在身体两侧，下巴贴近地面。

2. 轻轻弯曲双臂，手掌打开，放在胸部两侧。下半身保持不动，深深地吸气，然后慢慢伸直手臂，同时抬起上身，头部、胸部、腰部依次抬起，双臂伸直后，感觉腰臀部位的肌肉紧绷。

3. 慢慢呼吸，边呼气，边向右侧转动头部，下巴贴近右肩。保持这一姿势，正常呼吸几秒钟。头慢慢转回正中，再慢慢转到左侧，下巴贴近左肩，保持这个姿势几秒钟，正常地呼吸。

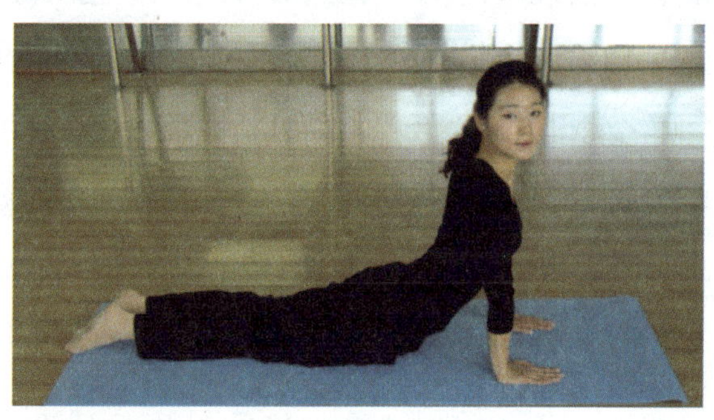

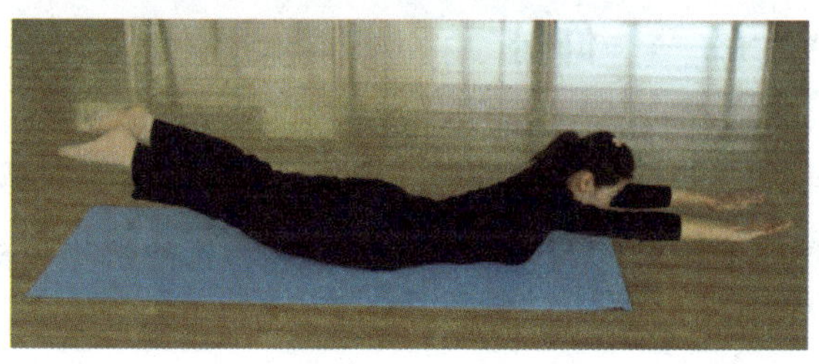

4. 再把头慢慢转回正中，放下双臂，腰部、胸部、头部依次放下，贴近地面，下巴也贴地。保持这一姿势，休息一会儿。

特别注意：在练习这个体式时，你要一直收紧双膝和臀部的肌肉，有控制地保持深长的呼吸。在抬起上身时，要以背部肌肉用力，让双肩和身体逐步抬高，感觉就像是脊柱在一节一节地离开地面，并向后弯曲，然后用腹肌的力量向上抬起身体，而不是用手臂撑起。练习时，身体是处于缓缓运动的状态，而且感觉脊柱一节一节地得到了按摩和伸展。注意，不要猛然用力，以防腰背部的肌肉受损。

主要功效：这个体式能很好地锻炼颈部和腰背部的肌肉，从而增加和提升脊椎的灵活性，起到美胸、收腹和美化后背线条的作用。对上班族女性来说，是个再好不过的有益姿势了，长时间练习，能够改善气质，让人的身段犹如这个体式的名字一样，像蛇一样柔韧、优美而柔和。背部的用力还能够振奋精神，情绪也会随之变得愉快、轻松。而且，臀部也会在练习中得到收紧，所以你坚持练习一段时间后，会发现你的臀部突然变得翘起来了。另外，这个体式消除僵硬、美化颈背线条的作用极强，很适合有颈椎病或背部僵硬的人练习。

甩掉小肚腩——仰卧

很多女性朋友都会有这样的困扰，小腹部的赘肉越积越多，简单的仰卧起坐只能加强腹部肌肉，却并不能铲除腹部的多余赘肉。下面这套瑜伽体式，能让你在闲暇的同时燃烧脂肪，能帮助骨盆聚合，并能在运动的同时按摩肠胃，帮助消化和促进排毒，让你的小肚子渐渐消失。快来试试吧！

❖ 侧腹练习

仰卧侧摆

仰卧，双臂打开，双手放在脑后；双腿弯曲 90 度，大腿垂直于地面；双腿同时向左扭转至最大限度，然后再向右扭转，完成一次。12 ～ 15 次为一组。

注意：双膝尽量保持夹紧的状态，双腿弯曲度保持直角。双腿抬起时呼气，下落时吸气。

侧支撑

侧卧，弯曲右臂，肘部撑在垫子上，肘关节、髋关节和脚保持在一条直线。髋部缓缓抬起离地，只靠肘部和脚来做支撑，视自身情况保持 30 秒以上。换方向进行。

注意：动作过程中保持均匀的呼吸，髋部尽量抬高。

俯卧撑侧收腿

做好俯卧撑的标准姿势，双脚打开与臀同宽，右膝弯曲，向前尽量够右臂肘关节，还原，再换左腿，完成一次。每组 8 ～ 10 次。

小贴士

当膝盖碰到肘关节时，侧腹肌肉能够得到最大的收缩，一定要尽力完成。

❖ 上腹练习

卷腹拍手

仰卧，双腿向上抬，弯曲 90° ，大腿垂直于地面，腰部保持不动，背部紧贴地面。双臂伸直在腿两侧，腹部收紧，双臂伸直在腿两侧上下挥动，并有节奏地拍打地面。30 次为一组。

注意：做这个动作时，脖子要放松，背部腰部不要离开地面。如果你想增加难度，可以将双腿伸直。

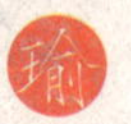

瑜伽炮弹式

仰卧，抬起上半身，双手抱住左膝，将腿部拉近身体，鼻子贴近膝盖 ，右腿上抬微微离地，保持 10 秒钟，然后换一条腿进行，同样是保持 10 秒。10 次为一组。

小贴士

动作过程中不要憋气，挤压腹部的动作非常有利于排出腹部胀气，同时还能按摩 你的内脏器官。

❖ 下腹练习

向上抬腿

仰卧，双手放在臀部下边，两腿伸直抬高与地面垂直，腰腹保持稳定。双腿缓慢下落至与地面 45° ，再缓慢向上抬为一次。一组 10 ～ 15 次。

注意：在整个动作中，腰部 保持不动。

船式

坐在地上，双腿并拢，向上抬起 45° ，双手向前平举，坚持 20 秒后放下双腿。一共做 10 次。

注意：抬腿的过程要缓慢，让下腹的肌肉得到更深层的锻炼。

空中自行车

仰卧，双臂平放在体侧，腰部保持稳定，抬起双腿在空中做踩自行车的动作。正向 15 次，反向 15 次为一组。

小贴士

要控制动作的速度，动作越慢运动的效果越好，双脚尽可能画最大的圈。

你的身体足够平衡吗

平衡在瑜伽中有重要的意义，人的身体、精神、心理都达到平衡，才能获得真正的健康、快乐。人的身体缺少平衡感就犹如一个失去杠杆的秤砣，无论走到哪里都会跌倒和摔跤，更不用说会拥有优美、健康的心态和体态了；心理不平衡就会严重影响生活质量。平衡对于我们每个人来说都是一种至关重要的感觉，这种感觉人人都需要！下面的瑜伽姿势可以帮助你做到身体、呼吸和意识的平衡。要记住，在瑜伽的练习中，姿势、呼吸和意识的平衡也是缺一不可的。保持所有平衡姿势时都应保持均匀缓慢的呼吸方式，看住一个稳定点。

❖ 单腿天鹅平衡式

姿势：站立，双手在背后合十，右腿慢慢向后抬起，尽量向上抬高。保持姿势呼吸 6 ～ 8 次。换侧重复。

作用：提高精神集中的能力，加强腿部平衡力。

❖ 扭转幻椅式

姿势:站立，吸气，双手在头部上方合十;吐气，弯曲膝盖，身体向右侧扭转，左手手指着地，右手臂向上伸展。保持姿势深呼吸 6 ～ 8 次，换侧重复。

作用：加强和平衡腿部以及脊椎的机能。

❖ 站立劈腿前弯式

姿势：站立，身体前弯，双手着地，右腿尽量向上抬起并伸展，头部靠近左腿。如果可以，用左手抱住左腿。保持姿势呼吸 6 ～ 8 次。换侧重复。

作用：强化身体平衡感。

❖ 舞蹈式

姿势：站立，右手抓住右脚，右腿向后抬起，尽量向上伸展，然后用双手抓住向上伸展的右脚，保持姿势深呼吸 6 ～ 8 次，换侧重复。

作用：强化身体各部关节和平衡感。

❖ 猫伸展变化式

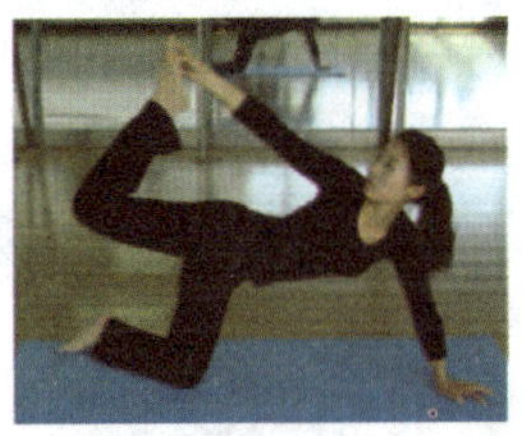

姿势：跪立，四肢着地，向后抬起左腿，用右手抓住左脚，保持姿势深呼吸 6 ～ 8 次。换侧重复。

作用：强化关节，增加身体平衡感。

❖ 侧平板式

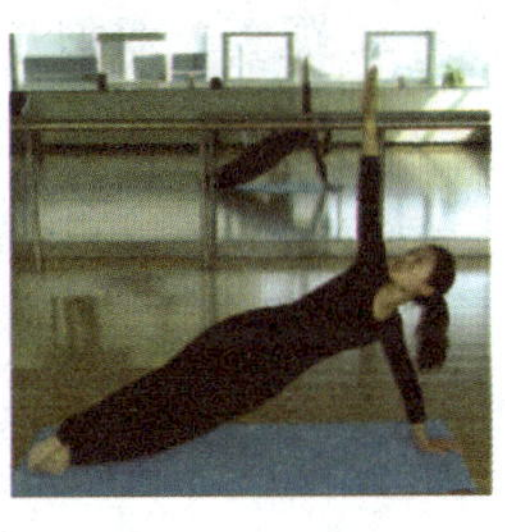

姿势：跪立，四肢着地，然后伸直双腿，慢慢向上抬起右手臂，让身体保持在同一平面。保持姿势呼吸 6 ～ 8 次。

换边重复。作用：加强肩膀、手腕的机能，增强身体平衡能力。

倒立很简单

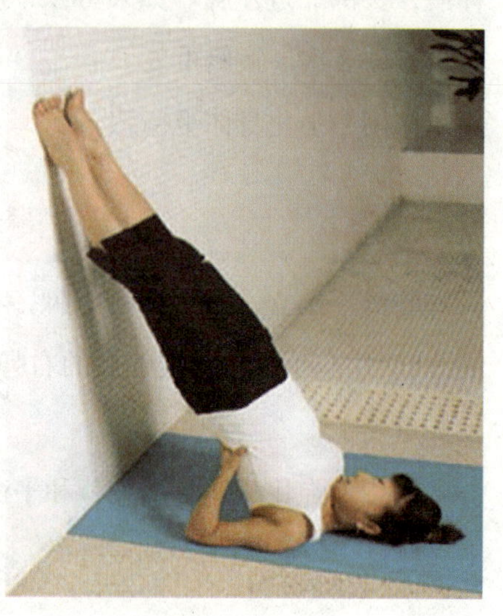

我想大家在看到倒立这个词的时候，多多少少有些畏惧，但是此时说的肩倒立式瑜伽正可谓是瑜伽体式之母，这个姿势被称为母亲或者皇后的姿势，因为它安抚和滋养整个身体。它就像为一个家庭的和谐付出努力的母亲一样，肩倒立式也是为人类的身体健康与和谐而服务的，练习肩倒立式瑜伽时，身体的重心会集中在腹部，对治疗秋冬便秘很有效果，其次，可以拉伸腿部，美化腿部曲线。

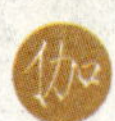

❖ 倒立体式之肩倒立

1. 跪姿，双脚并拢，膝盖撑地，身体向前弯曲，双手互抱住手肘，伸直背部，臀部微微抬离脚跟，身体向前倾。

2. 臀部向后靠，抬起胸部远离地板，手肘弯曲 90°，前臂置于地板上并指向身体前方，双手手指紧贴在一起。

3. 身体向前倾，臀部抬离脚跟，双手抱住头部后方，头顶置于地板上，肩膀向前拱起，背部伸直。

4. 双腿慢慢伸直，脚尖点地并向前推，伸直背部，臀部尽量向上抬起。

5. 收回双脚靠近头部，臀部继续向上抬起并指向天花板，脚尖向前推动。

6. 背部靠住墙面，慢慢抬起双脚离地，双腿弯曲，直至大腿面与地板平行，保持 10 ～ 15 秒，放松呼吸，保持身体平衡。

7. 继续抬高大腿，直至与身体在同一平面，双脚脚掌靠在墙面上。

特别提示：

1. 练习肩倒立要有正确的支点，是用肩部的顶峰处来支撑，而不是在颈部。当整个身体最终完全垂立，直到下颌刚好抵在颈静脉的凹槽中（锁骨中间），实现了收颌收束。支撑的力量来自肩部和大臂，于是可多练习犁式和倒箭。

2. 呼吸技巧：稳定的呼吸可使身体稳定，意念集中呼吸。吸气胸廓打开，由内而外形成强大的上推力。呼气，身体相对放松，产生更多可以调整的空间，在呼吸之间享受体式。

3. 还原过程要逐步缓慢进行，保证血流量和血压变化适度，培养从容平静的心态。有能力的可先头倒立再肩倒立。肩倒立后配合鱼式，化解颈后的残余压力并加强对甲状旁腺的作用。鳄鱼扭转可以缓解肩倒立后的颈部紧张。

4. 对于初学者来说，在尝试肩倒立时，找不到身体推起上

升的力量，当整个身体在持空时，带给颈部压力，颈椎底部有压痛感，呼吸不畅、憋闷，心里时常会产生恐惧感。初学者腰腹部肌肉虚弱，无法将腿提起，可先持续练习强壮腰腹部的体式，如单腿、双腿上举，船式等；如果两腿可以上抬，身体无能力推起，要展开胸腔，灵活肩关节及肩胛骨，强健背肌和协调性锻炼，如牛面、手臂向上向后伸展；俯卧眼镜蛇、蝗虫、反船、弓式。

5. 经期避免肩倒立，而经期前后可正常练习，高血压的先练习犁式且保持时间 3 ～ 4 分钟才可以练习肩倒立。

6. 肩倒立自然而然形成收颔收束，刺激喉咙，补充咽喉部位的能量，调和心轮能量，释放内心精神压力。

7. 待身体平稳后，慢慢伸直小腿，并指向天花板，保持 1 ～ 3 分钟，也可依个人体力而定。

❖ 倒立体式之头倒立

古代典籍中我们把头倒立式称作所有体式之王。众所周知，当我们出生时，大部分的情况下，我们都是头先出来、然后是四肢。头骨维系着大脑，而这正是控制神经系统以及感觉器官的中枢。大脑是智慧、知识、辨别力、学识以及力量的来源。

1. 需使用瑜伽垫或折叠平整的毯子置于头部和前臂的下面。膝盖着地，十指交叉相扣，将两肘靠地。两肘需与肩膀同宽。

2. 头顶着地于双手间。

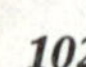

3. 吸气，两膝盖离地，小心地移动两腿向两肘靠近，使臀

部为最高点类似一个倒转的 V 字，整个过程保持两肘始终在地上而保护头部和颈部不受到压迫。

4. 呼气，腹部和下背部用力抬起两腿离开地面。

5. 试想是倒转的山式，保持脊椎的直线而不后弯，两腿并拢微微将尾骨内收而使身体向上提升，试将肋骨向内收拢并同时将肩膀远离双耳。

6. 手腕、手臂和肘部所承受的重量不应少于身体重量的 95%。

7. 均匀呼吸。初学者停留此姿势约 10 秒，可随着练习 5 秒或 10 秒地逐渐增加，直至可以舒适地停留 3 分钟或 5 分钟或尽量延长时间（初学者可背靠墙练习）。

学会放松

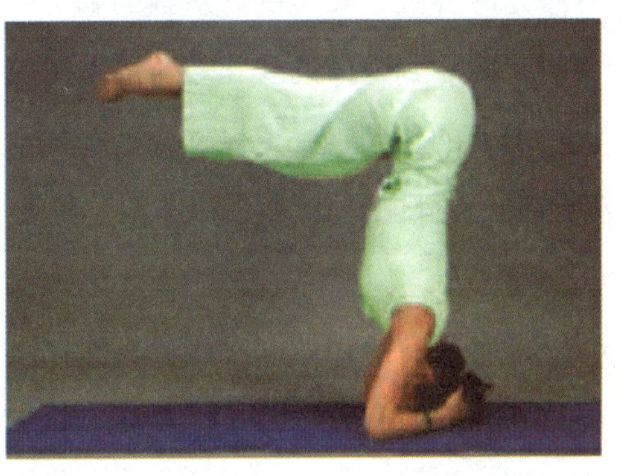

放松是一种清净而集中的意识精神状态：是一种使肌肉和神经释放、减少疼痛并产生力量的身体状态。在瑜伽中，它是培育力量的种子。你越放松，你的瑜伽练习就越有力度且更安全。

放松有多种不同的含义。一方面是指不用力，比如，你坐在沙滩椅子上，在阳伞下啜饮。另一方面是指不费力的用力体验。不费力的用力是指松弛状态时有意识的动作：它是在体内柔和状态时培育的力量。

不费力的用力源于一种意识——意识到气如何在体内运行并感觉到气的上升，感觉可以包括疼痛、紧张、疲劳、拉紧、充满、倒空、松弛、柔软和温暖。一旦有了这种意识和初始感觉以及气流动的感觉，你就可以放松并进入其中，感觉呼吸，仿佛你全然沉浸其中。当这种状态持续时，你原有的感觉会消散，新一层感觉会出现，循环会重新开始。在每一个新的循环中，感觉的出现与消散都是自然的转变，自然的更新。在这种拆分与更新中产生力量。

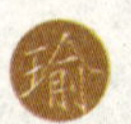

由放松带来的不费力的用力源自体内轻松自由呼吸。这类呼吸是滋养的、安定的、从容的和平静的。它要求思想慢慢地集中，意识到身体的变化。所谓意识就是要去观察——就像你观察美丽的花园、一道风景或一幅艺术作品——不带审视的观察。要达此目的，试着做以下两步练习：

第一步：

仰卧并有意识地深呼吸。当你在吸气与呼气时，能感觉到你的胸廓如何有力地扩张再回缩。你的感觉如何？休息一会儿。

第二步：

下面从想象开始体验放松。想象你的肺坐落在胸廓里，两侧胸廓里各有一个肺，顶端到达锁骨，底面则栖息于膈上。当你呼吸时，感觉肺的升降运动。注意肺的升降会带动胸廓的起

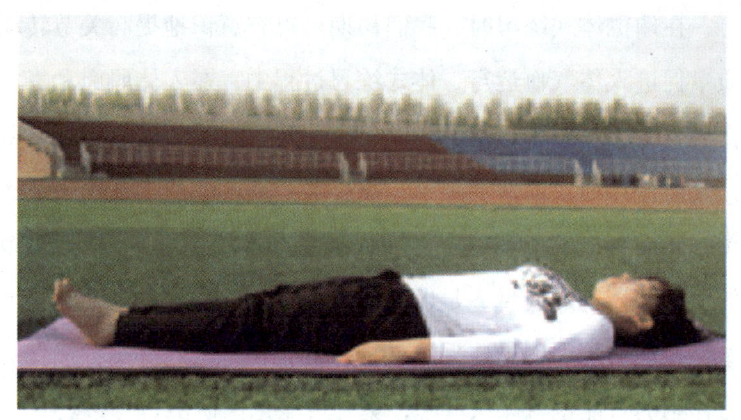

伏。不要用你的意志控制，要让它由内而外自然发生，这时，你可能会感到胸廓更轻松而且扩张更多。同时，会感到呼气变得更柔和、更从容，人仿佛置身于山顶，让呼吸贯穿全身——双肺柔和地升降带动胸廓柔和地起伏。这时你会发现身体的紧张度下降。现在，如果你愿意，请将这种呼吸带到瑜伽体式中，注意所达到的放松程度。

练习瑜伽，从你学会了放松，你的瑜伽练习就开始走入了健康的旅程了……因为健康的种种基础，需要你从放松准备好了开始。

从人体的本质来看，肢体动作是心灵中的一种符号，是知觉、思想、情感的符号。从意识到体式动作成型的展开，从心灵对象到身体符号，中间要经过心理的内容，即知觉、思想和情感等。古典瑜伽修炼者说："通过意识的转变，我们就能找到精神行动的力量，并且寻找需要的是一种行动的手段。我们通过主动的反应而引起身心的变化。"

在瑜伽体式练习时，我们初期可以有意识地提高关节转动质量促进人体气血运行，体式练习过程中，在人体肌肉和气力作用下，关节产生运动、转动，关节转动促进气血运转，关节是气血循环通过的薄弱环节，需要关节周围的肌肉参与关节运动，肌肉参与的范围越广，气血通过的能力就越强；所以关节的运动和转动的质量，是保证能量传输的关键。假如你选择了难度技能的练习，这些保障就很可能化作危险，那么，瑜伽练习作用的效能也就无从谈起，更有可能化作损伤。

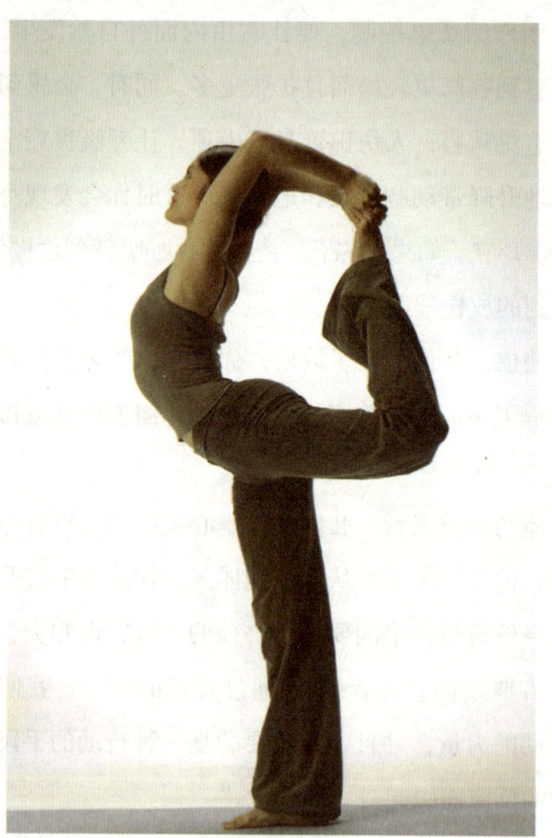

第五章

量身定做的瑜伽课程

美体瘦身瑜伽课程

在瑜伽动作中选择最有效果的动作，按照动作和顺序系统地排列进行练习，对于想要减肥的人会有很大的帮助。在练习之前和之后，我们也需要有一些注意事项：

1. 尽量避免摄取过多的油腻、辛辣等有刺激性和不利于消化的食物。

2. 最好在进食 3 小时后开始练习。结束练习 1 小时后再进食。

3. 尽量在练习之前解完小便和大便。

4. 如果是在室外练习，尽量选择没有风、日照不强烈的地点。

5. 最好在练习之后的 15 分钟后再进行沐浴。

6. 处在经期的女性也不要做，以免头部充血发生危险。

7. 穿着宽松的衣服，摘除腰带、手表、耳环等其他的饰物。

8. 要光脚练习，以便增加对地面的附着力。

9. 每天争取在同一个时间练习，并且按照动作编排顺序依次练习。

以上事项都准备好后，让我们一起来塑造美丽的身形吧！

❖ 山式

第一式

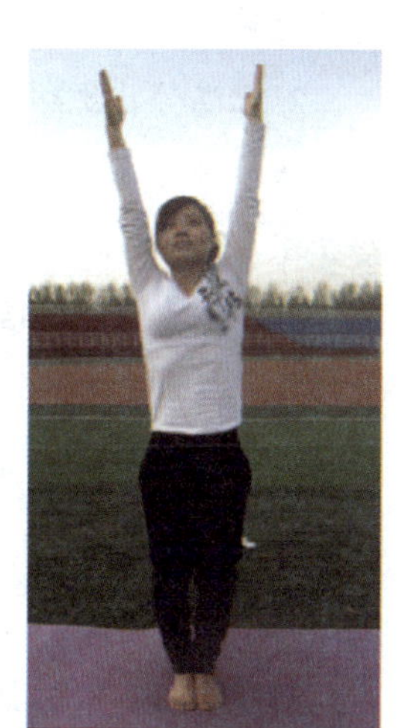

1. 前脚趾和后脚跟都紧紧地贴在一起，不能有空隙，膝盖也不能有空隙，双腿直直地并在一起，收紧大腿肌肉。臀部不要向后翘，收紧臀部肌肉。腰挺直，收紧肚子，手自然地向前垂直。

2. 现在开始呼吸，吸气大约 5 秒，呼气大约 5 秒。注意呼吸时一定要闭上嘴，用鼻子呼吸，空气通过咽喉，深深地吸气，然后呼气。视线自然向前，向 45° 的方向去。吸进新鲜的空气，心和大脑都会觉得轻松和干净。感觉空气中的气流从手心流向体内。不留余地，全部呼出气体。慢慢地会感觉身体有点热了。

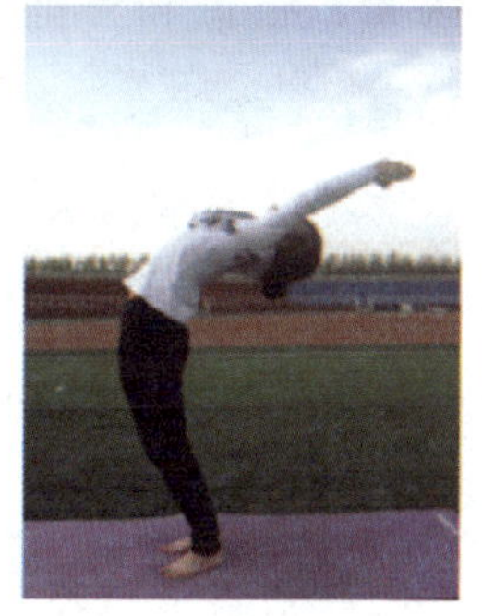

第二式

1. 两手臂向上伸举，视线看向手的末端。此时要注意脖子不要用劲，轻轻向后仰。保持此姿势，做 10 次呼气。

2. 腿和臀部用力，紧紧地收紧小腹，充分地呼吸；从手臂到脚末端长长地拉伸，拉伸脊椎，使身体变暖。

小贴士

1. 这是一个让身体发热的姿势，是对以后的动作练习的一个预热过程。

2. 此姿势需要感受全身的能量，集中注意力呼吸是非常重要的。头后仰呼吸，呼吸声音会有点急促，但不是错误的，要一直感受空气从咽喉进去。

3. 这个姿势可以活跃腹部，使腹部纤细；还可以扩大肺活量，是给血液提供充足的氧气的呼吸方法。

❖ 半月式

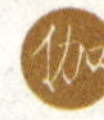

1. 前脚趾和后脚跟贴紧，大腿、膝盖和臀部全都收紧，站直。

2. 双手举向天空，手臂紧贴耳朵，吸气。

3. 呼气，向右弯曲；再吸气，呼气，向左。

4. 站直，再拉伸一下，深深地吸气。

5. 呼气，臀部向左转，手臂向左弯曲。保持此姿势，大概 4 ~ 5 个呼吸。

6. 手臂回到中间，停留一会儿，休息一下。吸气，再次向右，重复上次动作。

7. 手臂回到中间，手臂向下弯曲，头部向后仰大概 45°，摇摆头部，放松颈部和肩部。

8. 吸气，呼气，向后，吸气，向前；再呼气向下。

9. 然后起身，注意按照从手、脖子、脊椎的顺序起身。

10. 吸气，站直。呼气，身体向后弯曲。向后仰时骨盆最大限度拉伸，收紧臀部肌肉。注意这个动作会造成脑部缺氧，所以不要太过度。

11. 吸气，呼气，向下。双手抓住后脚跟，柔软程度差的人可以抱住脚踝，尽量挺直背部。此时，两个手臂贴紧小腿，尽量使脸部靠近双腿。这个姿势保持 4 ～ 5 个呼吸。

12. 松开双手，伸直身体，手臂向下，深深呼吸 3 次，放松身体。

小贴士

1. 此姿势可以预防便秘，促进消化，收紧腹部和臀部肌肉。

2. 走路多的时候，能够消除腿部疲劳感。

3. 这个姿势可以拉伸全身的肌肉，塑造纤细的腰、修长的腿。

❖ 前屈式

1. 身体站直，双腿夹紧，双手自然下垂，不要让膝盖有空隙。

2. 吸气，身体向前弯曲，双手慢慢下落，握住脚踝。

3. 腹部、胸部、额头都尽量靠紧双腿，双腿保持直立，保持平稳的呼吸，坚持 4 ～ 5 个呼吸。此时，可以试着收缩腹部，最大量地呼吸。

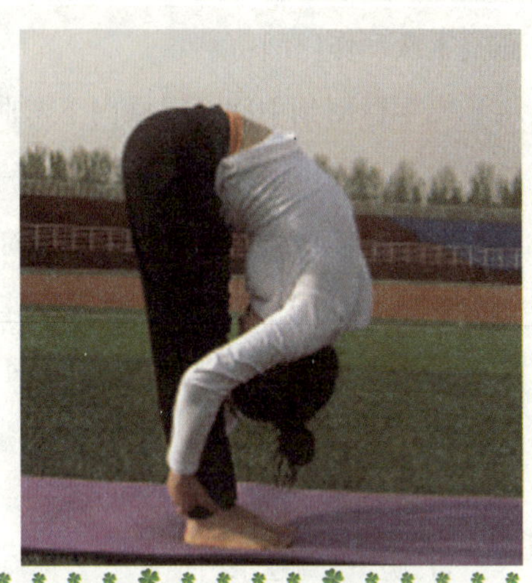

4. 松开双手，慢慢直起身体，呼吸 3 次，放松。

小贴士

1. 柔韧性不好的人可以用双手抓住小腿下方，身体比较柔软的人可以将手放在脚趾部位或者脚前面的地上，也可以让手掌着地。

2. 这个动作有助于减少腹部的脂肪，促进消化，预防便秘。同时拉伸腿部后侧肌肉，美化腿形。

❖ 英雄式

1. 身体站直，左、右脚前后跨开，左脚在前，右脚在后，尽量伸展到最大；双手叉腰，身体稍稍向前倾，这个时候要将左脚脚掌紧紧贴在地上。

2. 吸气，上身伸直，向后延伸；吐气，左脚向前弯曲，不超过 90°。

3. 吸气，双手向上举起，上臂贴在耳朵旁边，在头部上方合十。身体同时向上延伸。这时注意收紧肋骨，向内收缩；胸部尽量向上伸展。保持 4 ～ 5 个呼吸。

4. 吐气，双手放开，身体放松。后脚向前，与左脚并拢，站直。

5. 再换另外一边，右脚在前，左脚在后，做同样的动作。

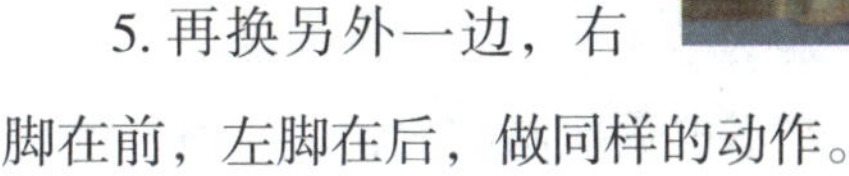

6. 身体站直，呼气，放松。

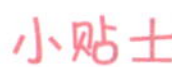

小贴士

这个动作拉伸大腿，并且修正胸部和肩胛骨内凹的毛病。驼背容易引起肩颈部酸痛，也容易引起胸闷，严重的人脊椎也会出问题。所以大家要多多注意自己的体态，保持健康的状态。

❖ 椅子式

就像坐在一个透明的椅子上，对塑形是非常有好处的。

1. 两脚张开，大约到可以容纳两个拳头的宽度。

2. 手臂向前伸，直到与肩部同高。同时，腰部向后。

3. 臀部向下，腿部弯曲，向下蹲坐。就想象自己坐在一张透明的椅子上，膝盖尽量保持 90° 弯曲。注意膝盖不要太用力，

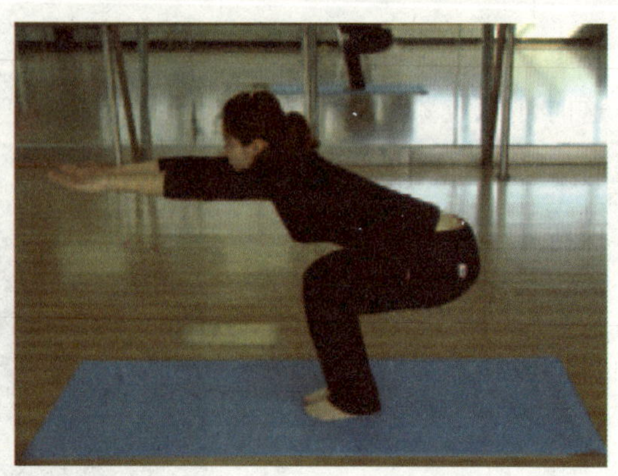

肩膀要尽量放松，会感觉到肩膀和脖子在拉伸。

4. 然后抬起脚跟，努力坚持这个姿势4～5个呼吸，会感觉到肩膀、臀部、大腿的脂肪在燃烧，在颤抖。会感觉到臀部不自觉地向前移，说明臀部的赘肉多。注意将身体的重心保持放在脚后跟，保持臀部和膝盖不要下坠。保持膝盖 90° 弯曲，膝盖间的距离不能缩小，和脚保持直线姿势；向后拉伸，慢慢坚持，会感觉到腿部在颤抖。

5. 慢慢站直，放松身体，轻松地呼吸 3 次。

小贴士

1. 注意两脚都要保持直线，不能向里或者向外弯曲。

2. 这个姿势可以燃烧掉很多腿部脂肪，加强腿部肌肉的力量。

❖ 舞王式

1. 双腿夹紧站立，将左手举向天空，贴紧耳朵。

2. 右手放在肋骨旁边，伸向右边，像是托着一个盘子。

3. 右脚抬起，用右手抓住脚踝内侧，慢慢地抬高。注意此时不能先弯曲身体，膝盖不能向身体外侧抬高，而要向里推移。

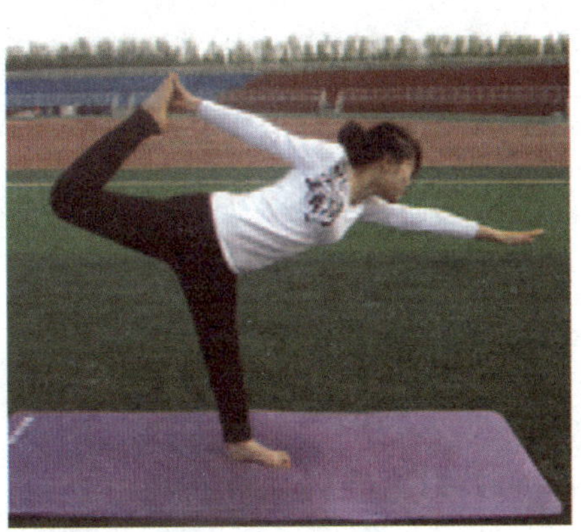

4. 抬上去之后，呼气，慢慢身体向下弯，左手用力向前伸，眼睛看着手的方向，望向远处，集中看向一个静点。坚持4～5个呼吸。这个姿势可以消除背部和腰侧的赘肉，能塑造小而紧绷的臀部线条。非常需要集中力和平衡感，把全身的重量均匀地分布在脚掌。

5. 收回左手，同时放下腿部，站直。呼吸，放松。

6. 抬高右手，再反面做同样的动作。

7. 起身，放松身体，呼吸3次。

小贴士

1. 这个姿势有助于塑造腿部和臀部曲线及全身的平衡感，会很累，忍耐坚持会塑造美好的曲线。

2. 舞王姿势是高难度动作，一开始不要太勉强，只要稍微抬高膝盖，精神集中就可以。

❖ 鹰姿势

1. 站直，手臂举向天空，吸气。

2. 呼气时，右手在下，左手在上两个手掌相贴，举直上手臂。

3. 臀部向后推，就像坐在透明的椅子上。

4. 抬起右腿，放在左腿上。双腿紧紧地拧在一起，肥胖的人拧紧一点会更好。柔软程度不好的人，可以将脚的大拇指轻轻地放在地面上，当然柔韧度好的人，最好是拧到脚跟上。

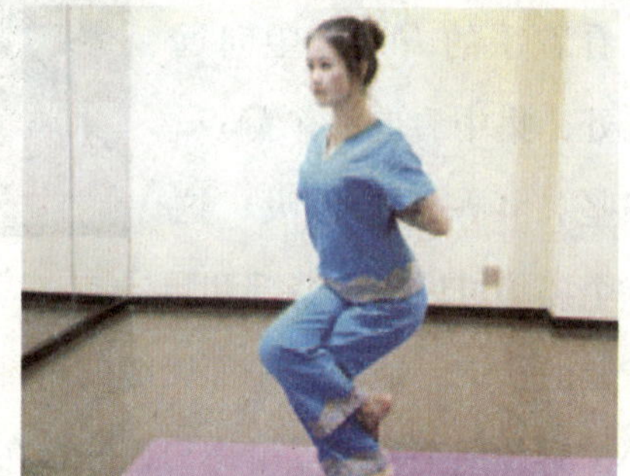

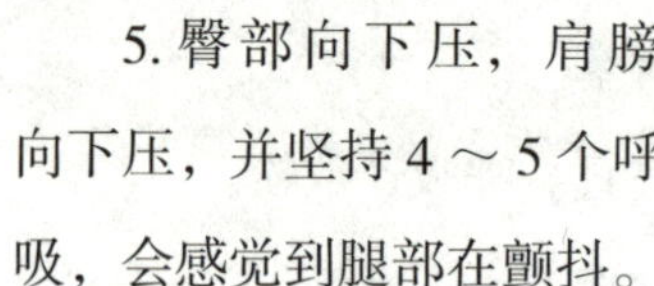

5. 臀部向下压，肩膀向下压，并坚持 4 ～ 5 个呼吸，会感觉到腿部在颤抖。

6. 起身，休息一下。

7. 反面动作，左手在下，右手在上；臀部向后，抬起左腿放在右腿上，脚尖勾住右脚脚跟。

8. 站直，放松，呼吸 3 次，休息一下。

小贴士

1. 这个动作，可以放松肩膀和肩膀后的肌肉，拧紧身体，对生理期也很有益处。

2. 此姿势对下身很壮、比较肥胖的人很有效，坚持练习这个

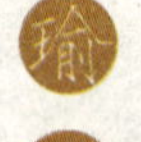

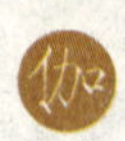

姿势，会看到腿部越来越苗条。

❖ 三角姿势

1. 身体站直。将双腿、双脚都打开，整个身体像是一个“大”字。

2. 左脚向外，右脚向内伸直，两脚垂直。

3. 吸气，呼气时，弯曲右脚膝盖，呈90°，膝盖不要超过脚，臀部不要向后，收紧。手臂感觉像是有人在两侧拉伸，尽量伸展。

4. 左手手臂向下，同时右手抬高。左手手臂放在膝盖内侧，举向天空的右手尽量伸直，眼睛看向右手的方向，也可看向天空。坚持这个姿势4～5个呼吸。

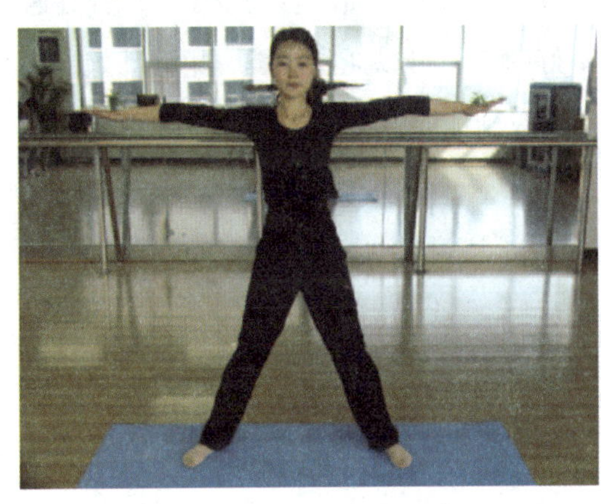

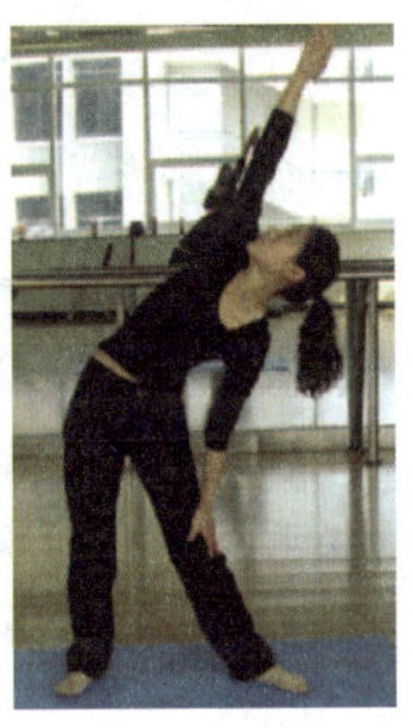

5. 吸气，起身，回到“大”字。

6. 左脚向内，右脚向外，相同方法。吸气，呼气，弯左膝盖，骨盆向前收紧，身体向下。眼睛看向右手指尖，停留一会儿。

7. 身体站直，放松，呼吸 3 次。

小贴士

1. 练习时骨盆如果向外的话会轻松一点，但是失去了效果，所以臀部要尽力收紧；腹部用力，向里收缩。

2. 这个动作可以矫正全身姿势和肌肉。

❖ 分腿前弓式

1. 身体站直。将双腿、双脚都打开，整个身体像是一个“大”字。

2. 吸气，上身和双臂慢慢向下弯曲，直到双手可以抓住脚踝为止。如果柔韧性不好的人，可以抓住小腿，柔韧性好的人可以抓住脚趾或者手掌支撑到地面上。

小贴士

这个姿势可以改善肠功能，改善便秘，消减腹部脂肪；同时也加速大脑和肾上腺的血液循环。

❖ 踮脚站立式

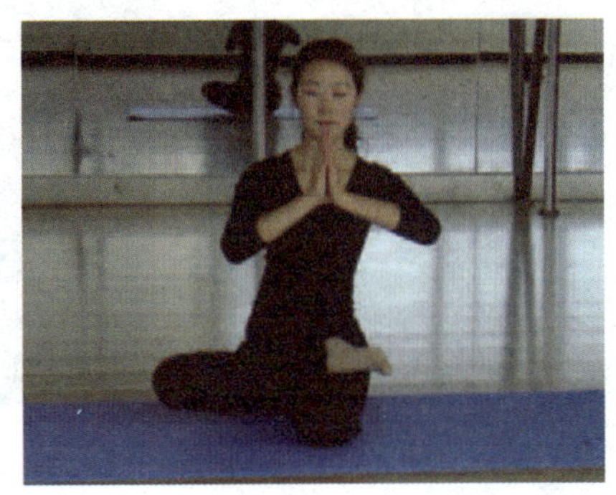

1. 身体站直，双腿夹紧。

2. 双手合十在胸前，将右腿弯曲，右脚要放在左腿膝盖的稍微靠上一点。

3. 吸气，上身保持直立，左腿慢慢地弯曲，尽量保持平衡地蹲下去。呼吸 4 ～ 5 次，尽量保持平衡。

4. 呼气，慢慢伸直左腿；放下右腿和双手，呼吸，休息一下。

5. 反方向再做一遍。合十双手，抬起左腿，弯曲左腿。

6. 身体回到原来的姿势，呼吸三次，放松。

小贴士

1. 这个姿势腿部会很累，而且需要比较强的平衡力。

2. 此姿势有助于提高大脑和身体的平衡力，锻炼腿部、腹部肌肉；还可以减缓膝盖痛风的毛病。

❖ 金字塔式

1. 双腿跪在地上，双手也伏在地板上，身体如同一个猫

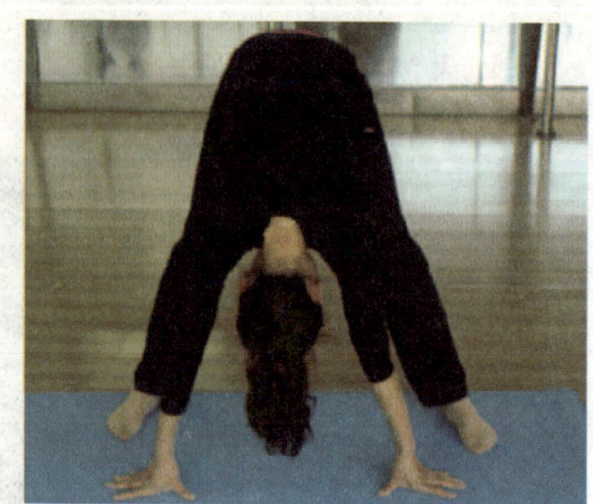

站在地上，双脚、膝盖、双手都打开与肩部同宽。

2. 吸气，背部拉长延伸，脚慢慢地抬起，脚尖着地。

3. 吐气，慢慢让膝盖离地，让骨盆向天花板的方向延伸，再次吐气时，将背部拉长延伸，肩膀放松。

4. 延展腰部，放松肩膀，在这个地方停留一段时间。大概保持 4 ～ 5 次的呼吸时间即可。

5. 吐气，膝盖着地，慢慢地把臀部坐回到后脚跟上。同时身体后倾，额头贴地，保持休息一会儿。

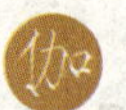

小贴士

1. 每个人的柔软程度不同，柔软程度好的人，可以将后脚跟着地。稍微差点的人，可以将后脚跟离开地板，膝盖稍微弯曲，同时将骨盆向天花板的方向延伸。

2. 可以消除全身的浮肿，对缓解身体疲劳很有好处。

❖ 树姿势

1. 站直，右腿向上抬起，用左手抓住脚踝，左腿站直。

2. 吸气，呼气时，将右腿膝盖向外放下。

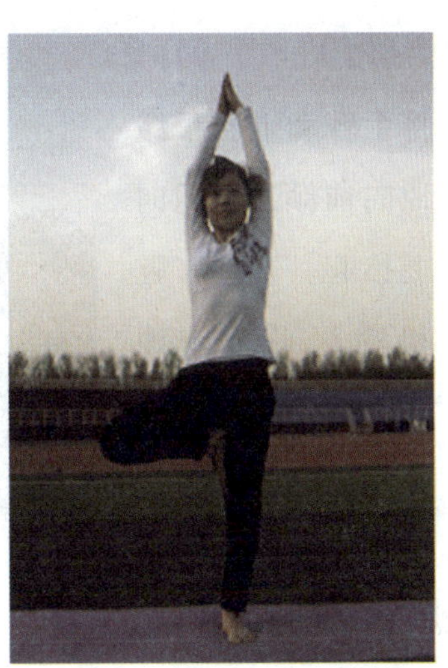

3. 将右手放在胸前，然后将左手放在胸前，与右手合十。大拇指交错，吸气，慢慢地举向天空。坚持4～5个呼吸。

4. 放下手臂和右腿，吸气，呼气，放松。

5. 抬起左腿，换左边重复做一遍。

6. 站直，呼吸三次，放松。

小贴士

1. 如果做不好这个动作，可以将脚贴紧大腿根的内侧，双手合十，举向天空。如果还是觉得困难，可以将腿放低一点。大腿内侧有紧绷感，说明你的姿势非常正确。

2. 这个姿势对塑造腿形很有好处，可以矫正弯曲的腿形。还可以修复受伤的骨盆，美化形体。

3. 此动作需要集中精神，对集中力差的人也有很大好处。

❖ T字平衡式

1. 竖直站立，先将左脚向前一步，吸气，双手合十在胸前，然后慢慢地伸直手臂。

2. 吐气，同时将手臂和上身缓缓地向前倾，右腿向上抬起。直到右腿和背部平行于地面，也可以将左臂向左侧伸展，保持自然的呼吸4～5次，努力让身体保持平衡。

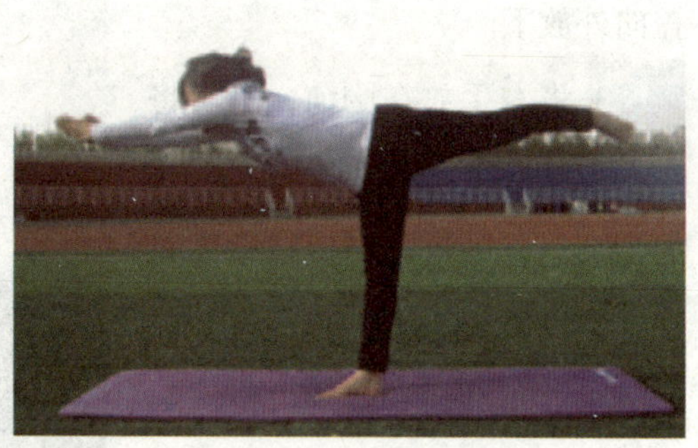

3. 吸气，将身体还原，收回手臂，站直，吐气，稍稍休息一下。

4. 换方向来做，将右脚向前，手臂合十，举高，左脚抬起；身体向前倾。

5. 身体站直，放松，呼吸三次。

小贴士

这个姿势可以锻炼人的平衡能力，增强脊椎的弹性，收紧臀部的肌肉。

❖ 单腿伸展式

1. 身体站直，吸气，右手叉腰，重心移到右腿。

2. 弯曲右侧膝盖，用左手的食指和中指勾住左脚的大脚趾。

3. 吸气，将左腿向前伸展，呼气，将左腿向左侧伸展，伸展右侧手臂，同时抬起手臂、腿部。保持这个姿势，呼吸4～5次。

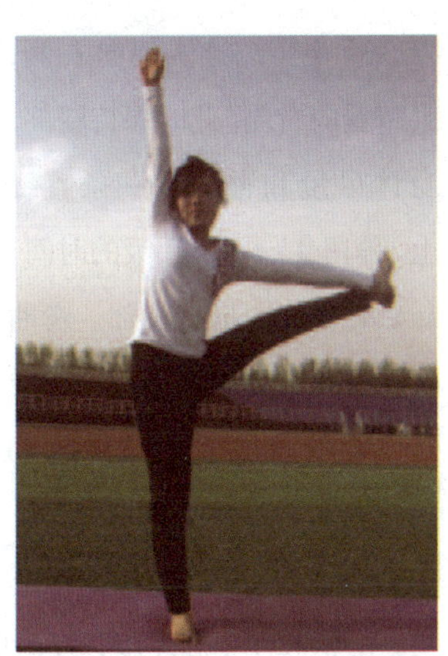

4. 呼气，慢慢收回左腿，放下右臂，站直，放松。

5. 反方向再做一遍，左手叉腰，重心移到左腿，右手抓住右脚，抬高，向前伸，向右侧伸展，放下。

6. 身体自然站直，放松，呼吸3次。

小贴士

练习这个姿势，需要注意身体保持整体协调，避免因身体失重造成腿部肌肉拉伤。

可以强化腿部力量，提高平衡力，增强注意力。

❖ 单腿侧踢式

1. 双腿跪在地上，双手伏在地上，手放在肩部的正下方，手臂和大腿都垂直于地面，膝盖和手臂打开与肩部同宽的距离。背部挺直，腹部肌肉收紧。

2. 吸气，吐气，右小腿抬起。右手放在头顶上。

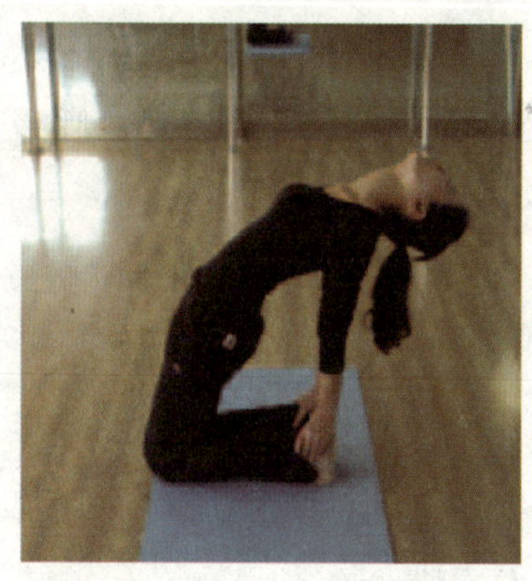

3. 吸气，身体朝向右侧，眼睛看向右侧。此时保持腿部、身体尽量和臀部在一条直线上，停留 4 ～ 5 个呼吸的时间。

4. 吸气，挺直背部。弯曲右腿，让右腿小腿向后勾；吐气，再伸直膝盖。反复做 10 次左右。

5. 放下手臂和右腿，休息一会儿。

6. 抬起左手和左腿，反向做同样的动作。保持一段时间。

7. 回到四脚跪的姿势，抬起上身，跪坐在双腿上，呼吸 3 次，放松。

小贴士

1. 做此姿势时，要注意腿部伸直；头部不可以下垂，在身体重心线以上。整个身体保持平衡状态，臀部不可后倾，腹部内收。

2. 这个动作可以雕塑臀形，美化腿部线条，消除下半身的赘肉。

❖ 骆驼式

1. 先跪在地上，两个拳头放在两个膝盖中间，将小腿和脚完全地紧贴在地面上。

2. 手放在臀部上，注意大拇指要在上面。

3. 从腹部开始，到肩部，头部最后，向后慢慢仰。初学者，头可以抬起来。柔韧性好的人，头也可以向后仰。双手放在脚掌上，保持这个姿势，臀部向前推，保持 4 ～ 5 个呼吸的时间。

4. 缓缓地起身，双手放在腰上，放松身体，呼吸三次。

小贴士

这个姿势可以刺激腹部内的器官，锻炼整个脊椎，对有腰疼毛病的人是很有帮助的；还可以塑造美丽的肩膀曲线，塑造漂亮的腹部、胸形、肩膀、背部；同时还有丰胸的作用。

❖ 兔子式

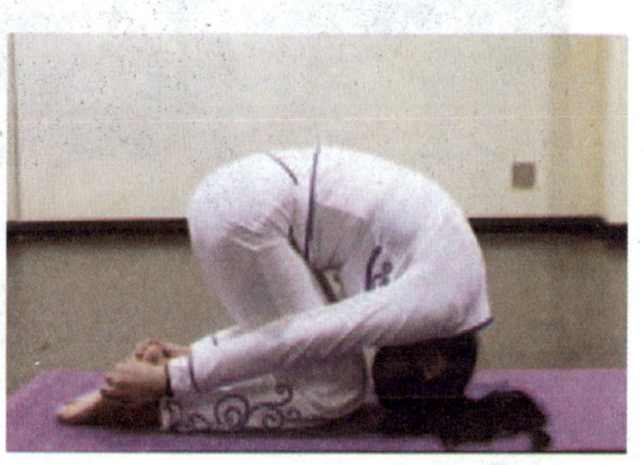

练习这个动作会流很多汗水，可以先准备一条毛巾。

1. 先跪在地上，两个拳头放在两个膝盖中间，将小腿和脚完全地紧贴在地面上。

2. 两手紧紧地抓住脚后跟，胸要挺起，胳膊和肩膀向后推。

3. 下颚紧贴脖子，看着腹部向下滚。将额头贴在膝盖处，头部向下，竖起臀部，坚持 4 ～ 5 个呼吸。将体重放在头部和肩部。如果有人不能将额头放在膝盖上，不要强用力，可以将额头放在膝盖前方的地面上，多加练习，总有一天会做到的。

4. 吸气，呼气，身体慢慢伸直，将双手放在身体两侧。轻松地呼吸三次。

小贴士

这个动作可以给大脑提供充分的氧气，活跃脑细胞，使头脑清晰，并且提拉脸部下垂的肌肉。还可以缩小脸部，排毒，缩小腹部，对女性的健康非常有帮助。

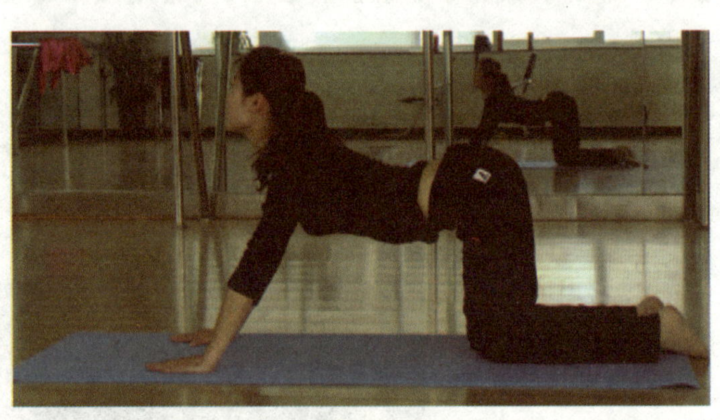

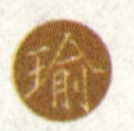

❖ 猫式（牛式）

1. 双腿跪在地上，双手也伏在地板上，身体如同一个猫站在地上，双脚、膝盖、双手都打开与肩部同宽。

2. 腰部最大限度向下压，臀部尽量抬高，后腰部会感到紧绷。在这个状态下呼吸。下压的时候吸气，上提腰部的时候呼气。

3. 配合着呼吸，反复做这个动作，至少五次。最大限度地提高背部，最大限度地压深背部，就像一只猫一样。吸气，下压腰背部；呼气，挤压小腹，上提腰背部，后背部成弧形。

4. 将双手最大限度地伸向前方，用力按压胸部，将胸部和下颌都贴到地面上。这时，胸部和肩膀不能贴到地面上的人，不要太勉强。呼气时，试着将胸部慢慢地向下放一点。

5. 呼气，双臂弯曲交叉，头部放在双臂上，坐着放松身体，呼吸三次。

小贴士

1. 这个动作可以刺激脏腑器官，预防便秘，增加脊椎弹力，对消除臀部疲劳很有好处。

2. 还可以收缩小肚子，减去腰部脂肪，美化臀形。以肚脐为基点，肚脐下面的小肚子会在这个动作中收缩和挤压，对塑造漂亮的腰部曲线很有帮助。

3. 同时强化腹部血液循环，缓解腰背部疼痛，治疗痛经。

这个动作是模仿鱼的动作，可以反弯胸椎、扩展胸廓，增加肺活量，还可以美化我们的下巴和颈部的线条。

❖ 眼镜蛇式

1. 整个人趴在地上，从脚跟到臀、腹部紧紧用力。

2. 手掌伏在地上，在胸部稍微低一点的地方，手指全部打开，加大着地力度。

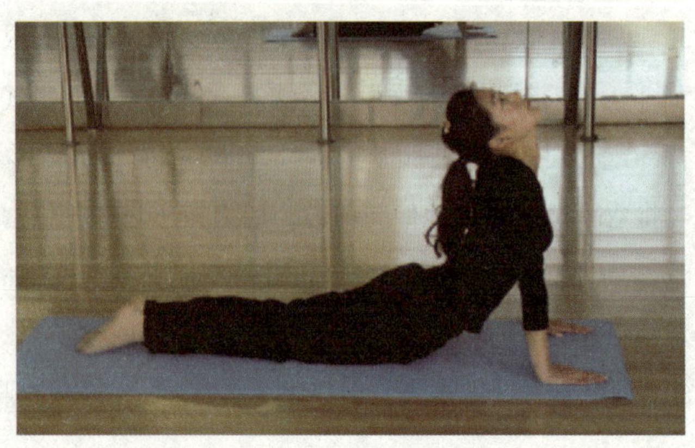

3. 手臂紧贴在脊椎两侧，现在利用脊椎下面的肌肉，提高上半身;吸气，呼气，抬身。视线看向 25° 的天空，坚持 4 ～ 5 个呼吸，这个动作矫正向前弯曲的肩膀和背部，美化双腿和臀部曲线，强化腰部肌肉，对腰痛的患者很有效果。

4. 呼气，向下，手臂伸直，双手回到身体两侧，下颌挨在地上，放松，呼吸三次。

小贴士

这个动作可以提高臀部和消除赘肉，增强脊椎下面的肌肉，美化臀部曲线，增强臀部和腹部的弹力。

眼镜蛇姿势还可以有另外一种做法。姿势与上面相同，只是要将手臂全部挺直。

❖ 半蝉式

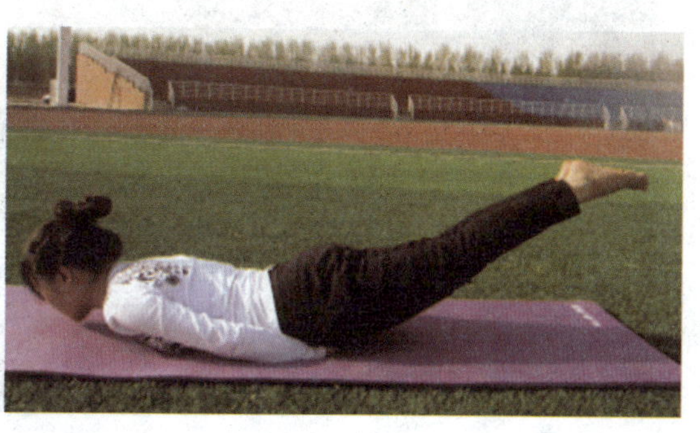

1. 整个人平整地趴在地面上。手臂放在身体的两侧，紧紧地按着身体，双手握紧。吸气，抬起右腿。

2. 呼气，抬起左腿。

3. 吸气，双腿同时抬起，将腿部、臀部、腹部肌肉收缩。尽量保持一会儿，保持呼吸4～5次。尽量将双腿抬高。

小贴士

这个姿势会很好地伸展腰椎尾部，还会锻炼腹部、腿部的肌肉。

❖ 全蝉式

1. 整个人平整地趴在地面上。吸气，抬起右腿。

2. 呼气，抬起左腿。

3. 吸气，双腿同时抬起，将腿部、臀部、腹部肌肉收缩。尽量保持一会儿，保持呼吸4～5次。

4. 再次吸气，抬起双腿，将头部、颈部、手臂也抬起，手

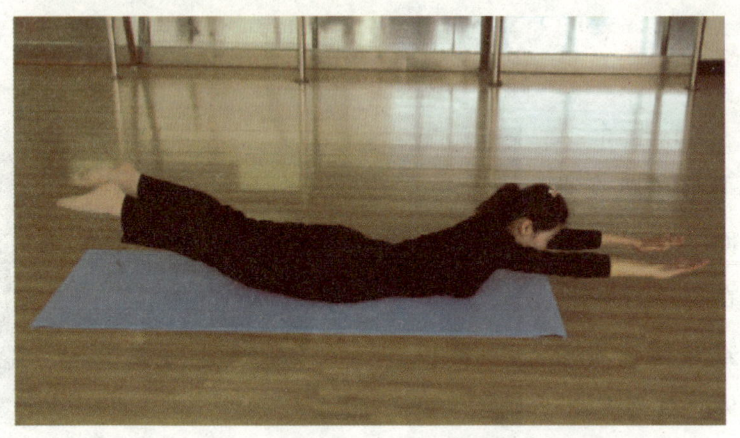

臂尽量向前伸展。

5. 身体恢复，自然地趴在地面上，呼吸三次，然后放松。

小贴士

通过这个姿势可收紧臀部曲线，加强腰背部的肌肉弹性，放松肩部关节。

保持呼吸顺畅协调，有利于使本动作发挥出最大限度的效力。

❖ 弯弓式

1. 趴在地上，双脚抬起，用双手抓住脚踝。吸气，呼气，肚脐贴在地面上。

2. 将腿和身体尽量向上抬，将身体弯成一个弓形。坚持4～5个呼吸。注意在这个动作中，膝盖不要太向外扩，两只脚的大脚趾之间保持可以接触的距离。

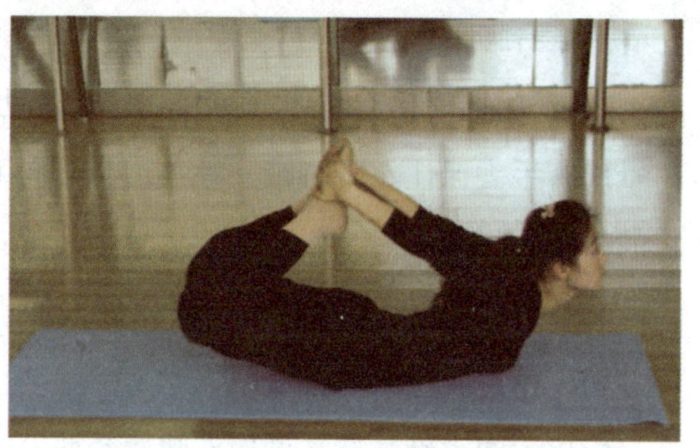

3. 吸气，呼气，放松，恢复趴在地上的姿势，呼吸三次。

小贴士

这个动作可矫正肩膀过于宽大的问题，还可以塑造美丽的臀部和背部曲线。

❖ 射手式

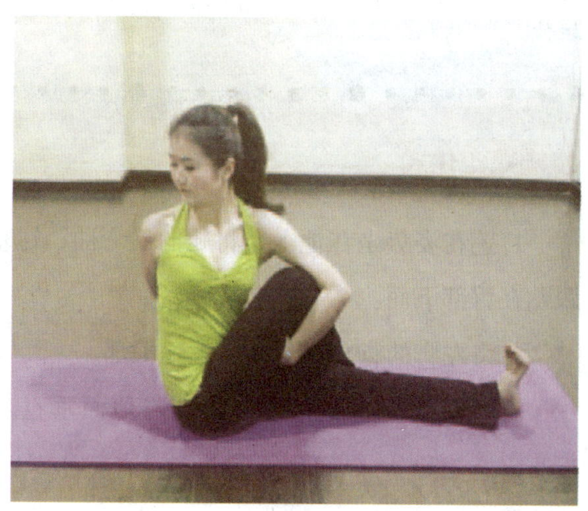

1. 端坐在地上，双腿向前伸直，双手自然地放在膝盖上。

2. 左腿伸向右侧，右腿弯曲，脚掌抵住左腿根部；

左手抓住右脚脚踝。

3. 吸气，同时抬起右臂，眼睛向上看，带动身体向左侧弯曲。尽量用右手去抓住左脚脚趾。呼气，身体向下压；尽量保持平稳的呼吸，坚持 4 ～ 5 个呼吸。

4. 吸气，松开手；呼气，身体慢慢伸直，放下右臂，收回左腿，稍稍放松一下。

5. 反方向再做一遍；伸展右腿，弯曲左腿，举高左臂，弯曲身体。

6. 回到原来的姿势，呼吸三次，放松。

小贴士

1. 柔韧性好的人，可以用双手都抓住向外伸展的脚趾。

2. 这个姿势可以很好地拉伸双腿后侧肌肉，发育期的少年练习这个动作还有增高的作用。同时腰部和手臂的肌肉都能够得到拉伸。

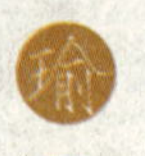

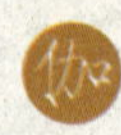

❖ 蝴蝶变化式

1. 莲花姿势坐在地上，将腿向后弯曲，尽量将自己的左脚跟贴在臀部下面。

2. 将左脚的脚掌尽量贴紧大腿根部。

3. 将右腿的小腿抬起，直到与地面垂直，注意脚部也要挺直。

4. 弯曲左臂，用右臂的手肘内侧挎住右脚。

5. 然后，将右手和左手相握。

6. 吸气，尽量将左臂向上抬起，慢慢地绕过头部，直到左臂在头部的下面。

7. 抬起头部，均匀地呼吸，尽量拉伸腰部，挺直背部。保持4～5个呼吸。

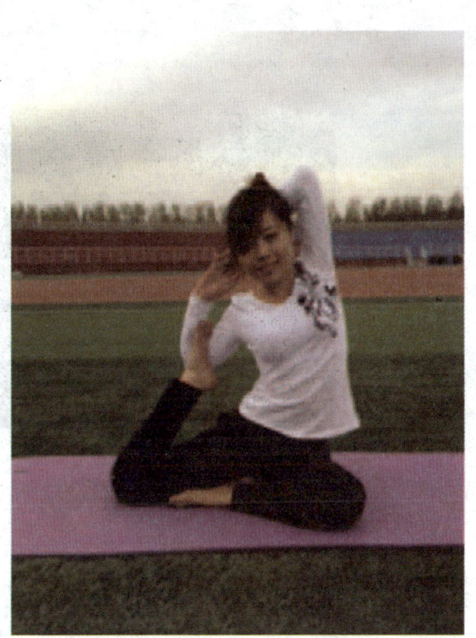

8. 松开手臂，将右腿放下，回到莲花姿势，呼吸，稍稍放松一下。

9. 反方向再做一遍。右腿在前，左腿在后，抬起左脚，双手相握，绕到头部后面，保持呼吸。

10. 回到原来的姿势，呼气三次，放松身体。

小贴士

这个姿势能够很好地拉伸腰部侧面的肌肉，减掉腰部脂肪。

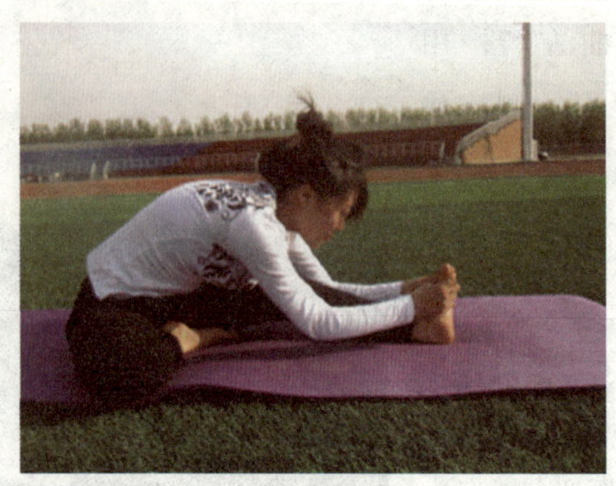

❖ 坐姿体前屈式

1. 坐在地上，双腿打开，做到自己的极限；双手在胸前合十。

2. 弯曲右脚，将右脚的脚跟尽量贴紧左腿大腿根部。

3. 吸气，双手慢慢伸直，举过头顶。稍稍停留一会儿。

4. 呼气，双手向左侧下落，同时弯曲身体，直到双手抓住左脚脚掌为止。坚持呼吸 4 ～ 5 次。柔韧性不好的人可以将双手抓在小腿肚下部。

5. 呼气，松开双手，慢慢直起身体，伸直右腿，双手合十在胸前。呼吸，放松一下。

6. 反方向再做一遍，弯曲左腿，抬起双臂，弯曲身体和手臂。

小贴士

这个姿势可以加速内脏的血流量，刺激胸腺。

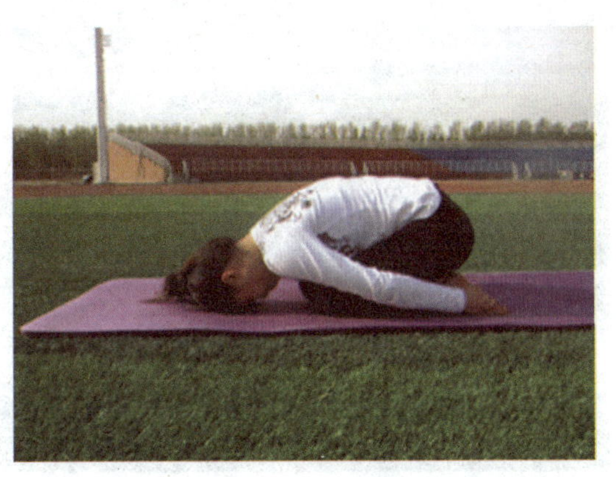

❖ 婴儿式

1. 臀部坐在双腿上，上身弯曲在腿上，额头放在地面上。

2. 两手放在身体两侧，手掌朝向天空。放松全身，感觉脊椎的放松。舒服地呼吸 4 ～ 5 次。想象自己还是个婴儿，在母亲的子宫里，完全地放松自己，轻轻地吸气和呼气。

小贴士

这个动作会最大限度地调整全身的肌肉，保持轻松的姿势，轻松的心态，缓慢的呼吸。

❖ 收紧骨盆式

现代女性在坐着时，多半会跷起二郎腿，造成骨盆不对称，特别是臀部向外扩的人做这个动作会塑造紧贴后身、紧翘的臀部。

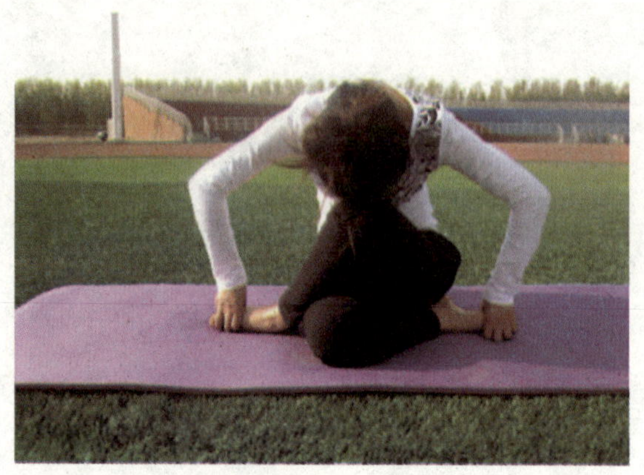

1. 坐在地上，将右腿放在下方，左腿弯曲放在上面，两个膝盖保持在一条直线上。

2. 双手分别紧紧抓住脚的中间部分，深深吸气，一边呼气，一边慢慢地向下弯曲身体。手和手臂的角度保持 90° 。

3. 试着将下颚放在膝盖之间，让腹部和大腿紧紧贴住。坚持 4 ～ 5 个呼吸。注意臀部任何一侧都不能离地，呼吸时将体重放在骨盆，脖子尽量放松，骨盆会感到疼痛，疼痛感越强就越说明骨盆歪曲幅度大，因此更需要专注做这个动作。

4. 从下颚开始，慢慢地抬起上身，呼吸，放松。

5. 现在右腿放在下面，左腿在上，重复再做一遍。

6. 抬起身体，放松，呼吸三次。

小贴士

1. 这个姿势可以矫正体形和全身赘肉。

2. 骨盆弯曲的人需要长久地练习，不是一天就能矫正过来的。因为生产而骨盆外扩的女性以及腿部弯曲的女性，很适合做这个动作。

❖ 扭转脊椎式

1. 坐在地上，弯曲左腿，向前放。右腿竖着放，放在左腿膝盖外侧，臀部要都紧贴在地面上。

2. 举起左手，左手臂放在竖起的右腿的膝盖左边（外边）。

3. 身体向后扭转，初学者会感到这个动作有些难，这时可以抓住臀部右边。柔韧性好的人，抓住膝盖，更好的人抓住右脚脚踝。吸气，呼气，右手放在身体后面，转身。脊椎要挺直，不能弯曲。坚持 4 ～ 5 个呼吸。这时臀部会翘起，要尽力克制，将臀部紧贴地面。呼气，转回身体，放松。

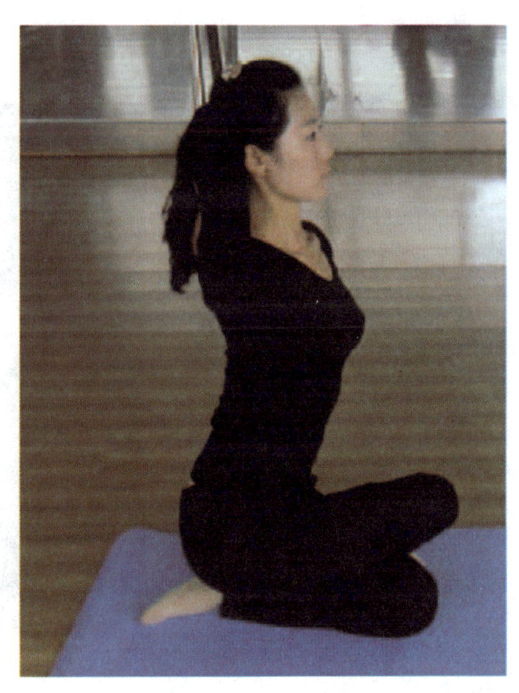

4. 右腿弯曲，左腿在上竖起，右手抓住臀部（右腿

膝盖或者左脚脚踝），反方向同样的动作，坚持一会儿。

5. 转回身体，莲花坐姿，放松，呼吸三次。

小贴士

1. 从前面看时，肩膀不能弯曲，在一条直线上。左边和右边，会有一边做不好的时候，是因为这边的脊椎弯曲程度更加严重。不要因为做不好就放弃，而是要更加努力和专注做这个动作。

2. 此姿势可以矫正扭曲的脊椎，对腰部和肩膀的赘肉有消除作用，美化曲线。有些女性在穿内衣时，腋下会有三角形的赘肉，这个动作也可消除这里的赘肉，同时，对便秘也有很好的效果。

❖ 头倒立式

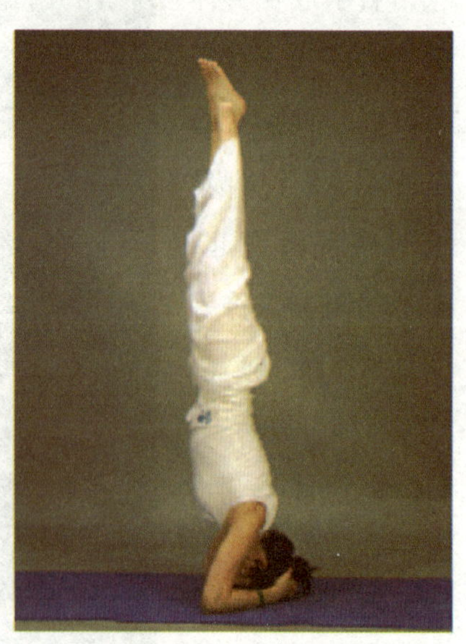

这个姿势对于初学者会比较难，但这是一个好的排毒养颜的姿势。它可以帮助我们加速大脑的血流量，使身体下部的血液回流。

1. 端正地坐在地上，上身前倾，两个手臂的手肘着地。

2. 双手十指相扣，头部向下，藏在双手之间。

3. 双脚竖起，两个脚尖

顶在地面上，慢慢地抬起臀部。

4. 然后，配合着呼吸，两个脚尖向前走动。

5. 上身垂直于地面的时候，缓缓地抬起一条腿；再抬起另一条腿。在双腿弯曲的时候，停留一段时间。

6. 然后，慢慢地伸直双腿，将全身的体重全部放在两个手臂上。停留 4 ～ 5 个呼吸的时间。

7. 呼气，慢慢地放下双腿，放在地上，停留一会儿，呼吸，放松。

8. 抬起头，回到跪坐的姿势，呼吸三次，放松。

小贴士

1. 初学者做这个动作会有些危险，需要有一个人站在旁边保护自己。

2. 在做这个姿势时，用心去感受血液在身体里流动的声音。这是一个可以使人保持青春容颜的姿势，迅速地帮助身体各个部位排除毒素。

❖ 肩倒立式

和上一个姿势一样，肩倒立式也有比较大难度。

1. 身体仰卧在地上，收紧腹部和大腿的肌肉，两个手掌朝向天空。

2. 弯曲双腿，双手插在腰间，注意要食指向外，大拇指向内。

3. 吸气，慢慢地抬起双腿，保持弯曲的动作，停留一会儿。

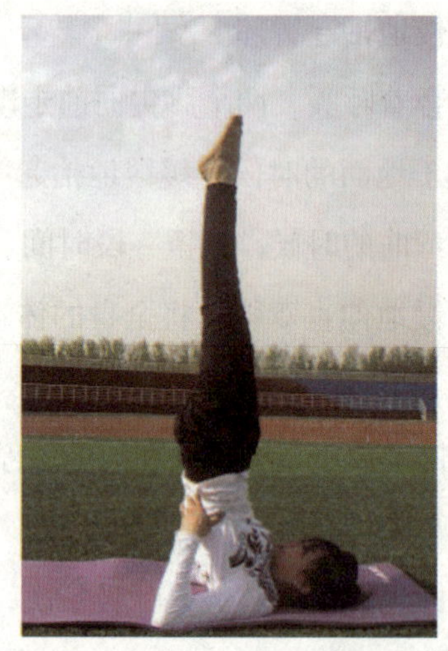

4. 慢慢地将双腿伸直，停留 4 ～ 5 个呼吸。感受身体中血液的流动。

5. 缓缓地放下双腿，双手松开，平放。均匀地呼吸三次，放松。

小贴士

1. 这个动作练习熟练之后，还可以双腿在空中来回做蹬自行车的姿势，更有助于消耗腿部脂肪。

2. 这个动作和头倒立式一样是比较难的姿势，初学者需要有人帮助练习。要特别注意动作的柔软程度，预防伤害到颈部。

3. 整个身体的重量要放在后颈部，其次是肩膀上，手肘只是起到支撑和协调的作用。

4. 这个动作对位于肩部的甲状腺有很好的调节作用。整个身体的重量都集中在肩部，对甲状腺施加了压力；血液大量到甲状腺，产生刺激，并且为它送来养分。

5. 以上两个倒立的姿势好处很多。平时人体受到地心引力的作用，人体的各个器官都在向下压。这两个动作中，人体的各个器官都被倒置，身体的血液回流，摆脱了地心引力的作用。对腿部有动脉硬化和静脉曲张的人很有帮助。

❖ 平稳呼吸式

1. 双腿盘坐，或者跪坐在地上，两手轻轻地放在双腿上。

2. 开始呼吸，吸气时腹部要最大限度地膨胀；呼气时，腹部和背部要最大限度地紧贴，收缩。用鼻子呼吸，和声音一起将体内的气流完全呼出来。

3. 加快速度呼吸，大约 50 次。感受腹部的膨胀和收紧，吸气和呼气不能混淆，不能呼气时腹部膨胀，吸气时腹部收紧。

4. 最后一次，长长地呼出来。将手放在腹部，吞下积攒在口中的口水。

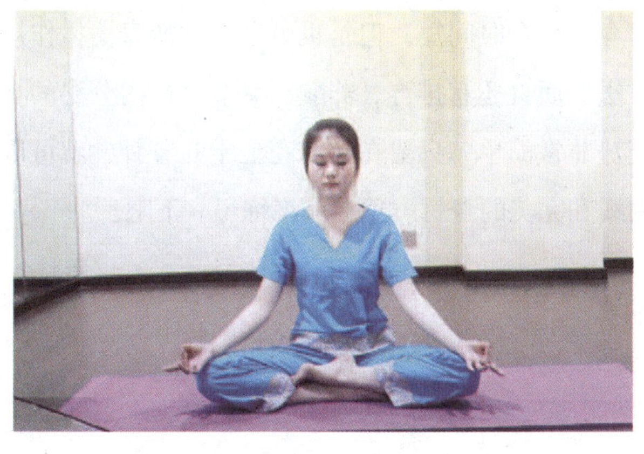

小贴士

1. 会感到头晕目眩，是因为注入了大量的空气，这是正常的现象，不要担心。

2. 平稳的呼吸可以使大脑补充更多的养分，维持肺的健康，有助于肠功能，是非常健康的呼吸法。

❖ 休息式

1. 静静地趴下，双手叠加，托住头部，身体、双腿伸直。

2. 感受到温暖的空气进入身体，闭目休息。随着呼吸，感受柔和的能量在全身流动，从脚跟到头部，心情自然、平和。

睡前瑜伽课程

上面介绍的一整套瘦身瑜伽的练习时间比较长，如果日常工作比较忙碌的上班族就没有时间进行练习了。但是不要担心，在这里介绍一个时间短，但是也可以起到瘦身美体作用的瑜伽练习方法。而且还有排毒、养颜、调节女性内分泌的功效。这六个姿势非常简单，只要在睡前花上十几分钟，就可以拥有美丽的曲线和完美的身材。现在就来练习一下吧！

❖ 束角式

这个姿势可以保持肾脏、前列腺和膀胱的健康。尤其是对女性很有好处，可以调节不规律的月经，缓解痛经的症状，促进卵巢功能正常。

1. 弯曲双膝，端坐在床上，两个脚掌相对。

2. 双手分别抓住双脚，臀部收紧，挺直腰部和背部，尽量将后脚跟靠近会阴部。吸气，抬头，尽量地伸展背部。

3. 呼气，身体向前弯曲，将额头尽可能地靠近床面，保持自然地呼吸，坚持一会儿。

4. 结束动作后，伸直双腿，稍微抖动几下，放松。

小贴士

尽量将两个膝盖靠近床面，拉伸腿部内侧肌肉。

❖ 脊柱扭动式

这个姿势可以让颈部肌肉强健，缓解肩部和颈部疲劳，消除久坐造成的背部、腰部和臀部的疲劳感和疼痛感；纠正驼背、扣肩等不良姿势。

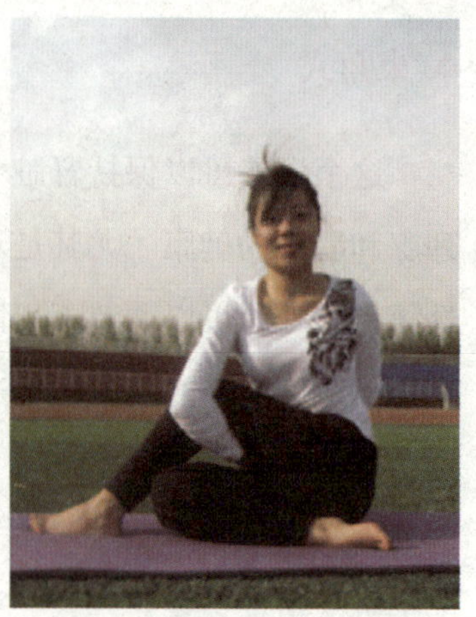

1. 弯曲双膝坐在床上，将右腿放在左侧的臀部下方。

2. 左腿弯曲放在右侧膝盖前方。尽量挺直脊背，端坐在床上。

3. 吸气，伸展脊柱，手臂伸展，平举。

4. 呼气，双手合十于胸前，将上身向左侧扭转。保持正常的呼吸，眼睛注视后左侧的地方，坚持一会儿。

小贴士：

扭转时注意保持平衡，脊柱要尽量保持平衡。

❖ 猫式

在前面已经详细地介绍了这个姿势，大家参考之前的步骤即可。

❖ 蜥蜴式

这个姿势好像一只蜥蜴，因此而得名。练习这个姿势可以去除肩部脂肪，缓解身体疲劳；纠正驼背、扣肩的不良姿势，美化肩部和锁骨线条；还可以改善便秘的毛病。

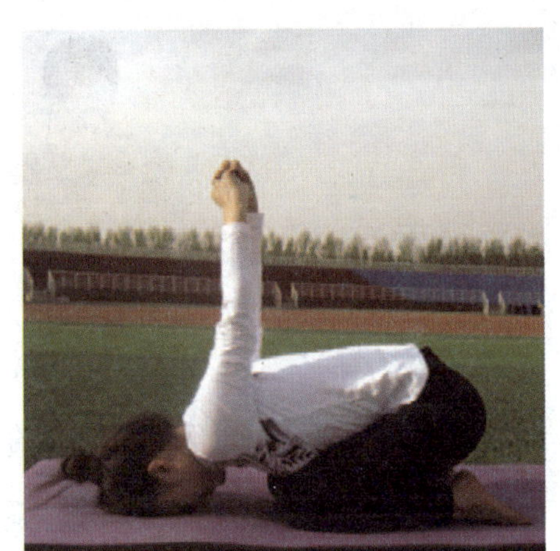

1. 跪坐在床上，双膝并拢。双手在身后，十指交叉地握在一起。

2. 上半身慢慢地向下弯曲，胸部和腹部都贴在腿上，额头贴在床上。

3. 吸气，抬头，双臂尽量向上抬高，尽量伸直手臂，重心移到胸部。

4. 呼气，尽量将胸部、腋窝、下颌贴在床上。将臀部高高地翘起。平稳地呼吸，坚持一会儿。

5. 慢慢地放下双臂和臀部，身体慢慢挺直，呼吸，放松一下。

小贴士

1. 做这个动作时，大腿肌肉始终保持收紧，大腿要与地面垂直。手臂如果能做到与地面垂直更好，如果不可以，也不要勉强，尽力就好。

2. 重心要放在胸部，贴在床面上；肩部要放松。

❖ 角坐式

角坐式可以调整歪斜的骨盆，美化腿部肌肉线条，也有很

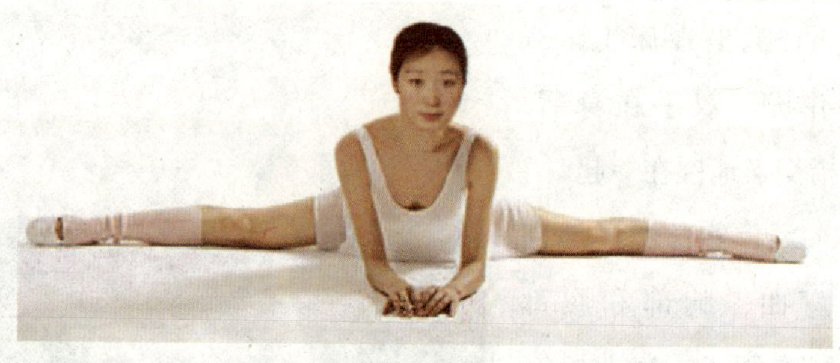

明显的瘦腰效果。改善经期不协调的症状，长期练习可以使皮肤焕发光彩。

1. 端坐在床上，双腿伸直，双脚用力蹬直。

2. 慢慢地打开双腿，尽量保持膝盖伸直，不要弯曲，直到打开双腿到自身的最大极致。

3. 吸气，保持腰部和背部挺直，双臂向上伸展。

4. 呼气，手臂带动上半身慢慢地向前伸展。依次将腹部、胸、下颚都贴在床面上。保持这个姿势，坚持一会儿。

5. 慢慢地抬起双臂，带动头、颈部、胸部、腹部起来，收回张开的双腿。呼吸，放松一会儿。

小贴士

整个过程中尽量保持腿部伸直，脊椎要伸展，不能弯曲。初学者根据自己的能力进行练习，不要勉强拉伸。

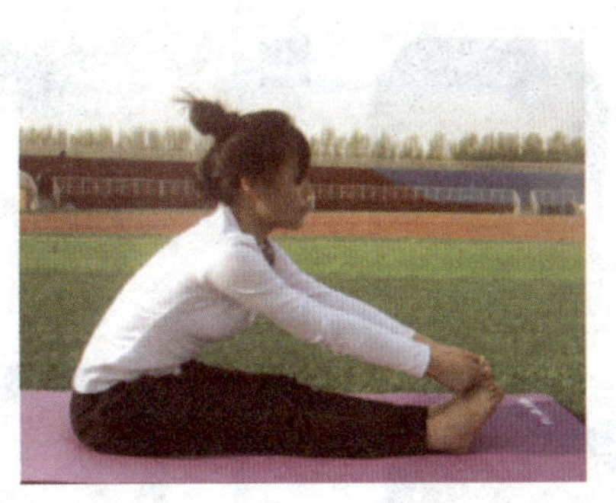

❖ 双腿背部伸展式

这个姿势可以按摩心脏，改善下半身血液循环。对腹部的器官非常有好处，强健肾脏，增强脊椎弹性，改善消化功能，滋养生殖系统。

1. 端坐在床上，伸直双腿，双脚蹬直且并拢。

2. 分别用双手的食指和中指抓住大拇脚趾。

3. 吸气，保持脊柱挺直。呼气，弯曲手肘，同时上半身前倾，使胸部尽量贴近双腿。正常地呼吸，保持这个姿势一会儿。

4. 松开双脚，身体慢慢坐直；抖动双腿几下，放松地呼吸。

小贴士

做这个姿势时，要尽力保持双腿伸直，不能弯曲膝盖。脊柱也要尽力挺直，不能弯曲；还要尽力让额头、胸部、腹部贴近双腿。

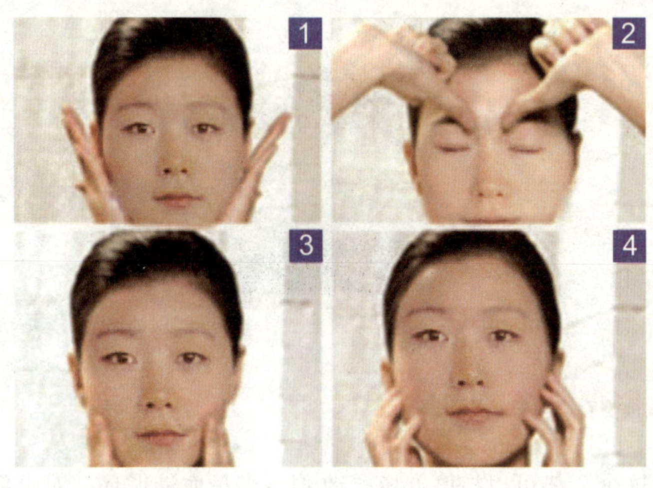

面部瑜伽课程

许多女孩都被“大饼脸”所困扰，还有一些女生的脸并不是真的胖，而是浮肿体质，每天早晨起来脸都是肿的，面部瑜伽可以帮助你解决所有的问题哦！在清洁并涂上保养液后，让我们来一起练习面部瑜伽吧！坚持下去，就会拥有美丽的鹅蛋脸哦！

❖ 快速变小脸

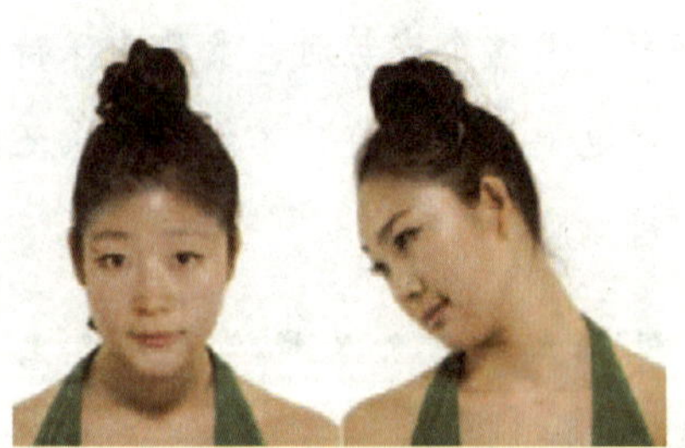

1. 眼睛看向前方，保持微笑；双手手指伸直，放在脸颊两侧。用十指稍稍用力地按压脸部的肌肉，反复20

次左右。

2. 双手握拳，用两个大拇指的指腹部抵住眉头，稍稍用力按压，20 次左右即可。

3. 双手的食指和中指并拢，稍稍用力按压嘴部两侧的肌肉，此时注意保持微笑。

4. 双手微微张开，用十个指头的指腹按压脸颊两侧的肌肉。20 次左右即可。

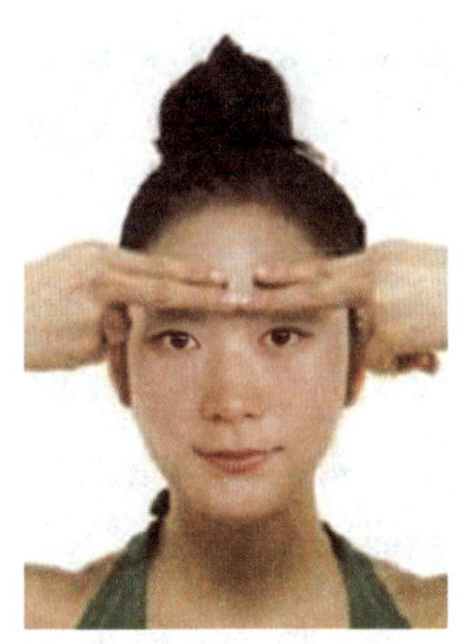

❖ 打造美丽颈部

头部大约向下垂 45° 。吸气，同时最大限度转动头部，顺时针或者逆时针都可以，根据自己的习惯而定，也可以两个方向交互进行，转动 20 次左右即可。

小贴士

转动次数可以以自己的感觉为准，但次数过多会造成头部的晕眩。

❖ 扫除额头细纹

双手的中指和食指并拢，贴在额头上。吸气，双手向两侧拉伸，注意这时可以稍稍地用点力气，也要保证两个手指一直是并拢的。反复来回做 20 次左右即可。

小贴士

很多人都有皱眉的习惯，这个习惯很容易使额头早早地长了皱纹，此动作可以很好地解决这个烦恼。

❖ 甩掉双下巴

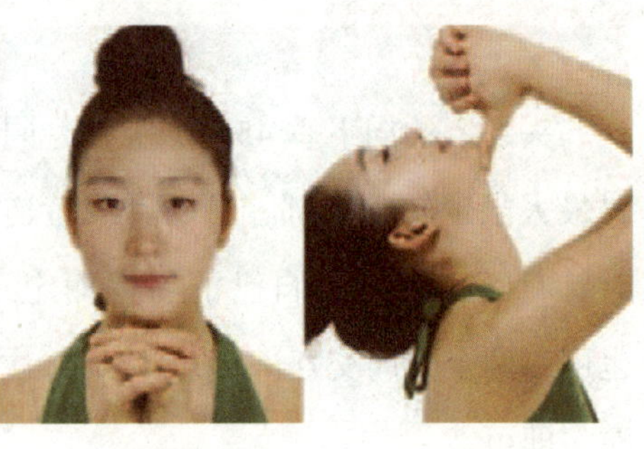

1. 双手合十，十指交叉握在一起，用两个并拢的大拇指抵住颈部下方。

2. 吸气，稍稍用力将拇指向上推，同时头部向上仰，达到个人的最大限度即可。在此处停留 3 秒钟左右。

3. 呼气，头部和拇指慢慢回到原来的位置。反复此动作 20 次左右。

❖ 反倒立式

瑜伽中的反倒立式也能使长久沉积在下半身的血液回流，从而使血液循环加速。还可以促进脸部的血液循环，消除皱纹，使面部皮肤变好，有效改善有粉刺毛孔粗大的肌肤。具体步骤已经在上面做过详细的解释，大家参考上面即可。

❖ 按摩头顶

手掌弯曲，用双手的指尖有节奏地敲击头顶，这样可以提神醒脑，还可以促进脑部血液循环，消除压力。

小贴士

在敲击头顶时，注意要用手指的指腹，不可用指甲。

❖ 舌头回转法

张大嘴部，用舌头在口腔四周转动。要大幅度地转动舌头，用舌头去摩擦口腔中每个部位。此时会分泌很多唾液，分 2 ～ 3 次将唾液咽下去。反复练习，会感到脸部和颈部肌肉僵硬，坚持练习即可。

小贴士

这个动作会产生大量的唾液。有医学记载唾液可以防止人体老化，促进消化，使皮肤细腻，有光泽。

❖ 按摩耳朵

用双手的食指和中指夹住两个耳朵，并且上下强烈地按摩，直到耳朵感觉到有灼热感为止。

小贴士

耳朵与肾脏的关系紧密，按摩耳朵可以增强肾脏功能，缓解疲劳。耳朵与面部相连，经常做这个动作可以塑造美丽的脸部线条。

❖ 按摩太阳穴

1. 用双手的掌心靠下较厚的部位按在太阳穴的位置，稍微用力，然后放松一些。反复几次。

2. 用同样的方法按压在上额骨和下额骨之间的肌肉上，此时嘴巴可以稍微张开，使肌肉受到更强烈的刺激。

3. 用双手的指腹部按压耳朵根部到下巴的部位，由上到下，来回反复按摩。

小贴士

这些动作可以收紧面部肌肉，缩小脸部轮廓，同时加快脸部和颈部的血液循环，使肌肤变得更加好看。

孕妇瑜伽课程

首先，恭喜那些成为准妈妈的朋友，怀孕是一件非常奇妙的事情，几乎每天都会伴随着惊喜或者恐惧。瑜伽可以让孕期的你自由放松、自由地呼吸，亲密地与宝宝沟通，感受宝宝的每一次胎动。我们要把自己塑造成一位好妈妈，并且孕育一个新的生命！祝愿大家在孕期都心态平和、心情舒畅，现在我们来一起练习孕妇瑜伽吧！

本套教程根据怀孕的不同时期，分为两个部分，1 ～ 4 个月的妈妈们根据第一套进行练习，4 个月之后的根据第二套教程练习。

小贴士

1. 由于孕妇身体上有些不便，所以我们在练习之前，先准备好一把椅子、一个枕头和一张毯子，来辅助我们练习。

2. 由于个人怀孕次数的不同，在练习的体位上略有不同。练习时不要勉强，要听从自己身体的指挥。

❖ 孕初期瑜伽课程

在练习之前，让我们先来和宝宝交流一下！亲爱的宝贝，下面要和妈妈一起做一下运动了哦！希望你是个身体健康、活泼开朗的孩子。妈妈刚刚和你相处，内心兴奋不已，也许妈妈的能力不足，但是会尽力做到最好，让你能够健康地在妈妈肚子里成长发育！

呼吸法

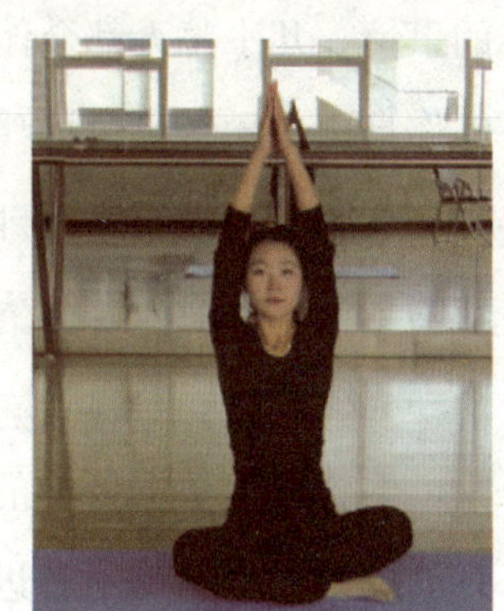

1. 坐在毯子上，双腿交叉，把手自然地放在膝盖上。闭上眼睛，开始平稳地呼吸，用心去感受宝宝和自己的交流。

2. 睁开眼睛，依然保持打坐姿势。

3. 眼睛看向地面，右手放在胸口，左手放在肚子上，试着去感受腹中的宝宝。

4. 稍稍张开嘴巴和喉咙，吸气的时候通过身体重心，把气流带到我们的宝宝那里，并且感受如微风一般的气流声。

5. 再感受气流经过喉咙和嘴巴排出去，想象着让宝宝得到充分的新鲜氧气。

6. 反复练习，多呼吸几次。享受呼吸，感受宝宝。

7. 伸开双腿，双手伏在身体两侧。尽量向外转动脚踝，伸展每个脚趾。

8. 把脚用力伸向前方，再收回。现在，反方向转动，重复这个动作。

9. 伸展完后，把左脚收回，将右手手指插入脚趾间。左手用大拇指按摩脚掌。

10. 伸开左腿，放开右手。现在，开始换到右脚。

11. 充分地按摩脚掌之后，收回双腿，自然地盘膝而坐。

12. 吸气，伸开双臂，向上；手掌在头部上方合十；抬头，眼睛看向手臂上方。

13. 呼气，手臂缓缓地下落。吸气，手臂再次向上。深呼气，手臂放下。反复伸展、呼吸，4～5次即可。

14. 吸气，将身体向右边弯曲，右手伏在地上，左手跟随身体向右弯曲。呼气，身体和手臂回来。吸气，再弯向左边。反复3～4次。

15. 回到坐姿，呼吸，放松身体。

小贴士

1. 这种呼吸方式可以帮助我们完成瑜伽练习，对整个练习过程有很好的作用。

2. 生产时会很痛苦，呼吸可以引导我们生产，放松心情，缓解紧张感。生产时深深的呼吸可以帮助我们顺利地产下宝宝。

3. 转动脚踝的动作，可以消除生产时的浮肿。让双脚尽量达到放松，怀孕期间我们的双脚要支撑起两个人的体重，所以非常辛苦。

4. 人体的每个器官在脚掌上都有对应的位置，所以按摩脚掌可以使身体的每个器官得到滋养，充满活力，有助于全身的健康。脚踝部位是掌管子宫的，要顺利生产，就多按摩一下这个部位。脚掌的中心是掌管肺部的，多按摩这个部分，有助于保养呼吸系统。

简易桥式

1. 整个身体平躺在地上，脚掌贴地，双脚平行朝前；两臂自然地放在身体两侧，手心向下。

2. 吸气，慢慢地将臀部和腹部抬离地面。身体的重量都集中在双脚和肩部。慢慢地呼吸，坚持一会儿。

3. 吸气，弯曲手肘，用手托住腰部，注意要双手的食指向外，

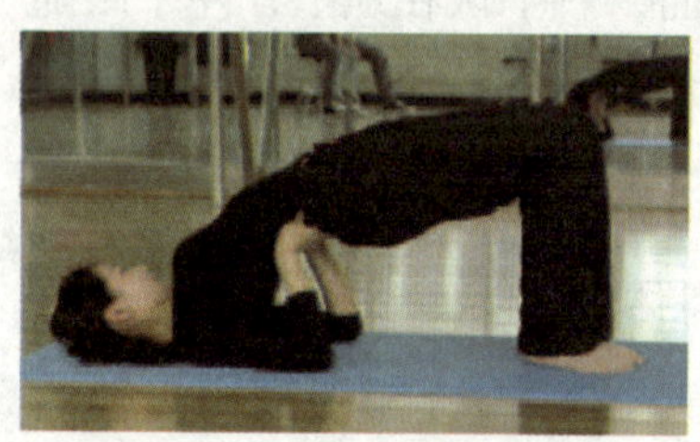

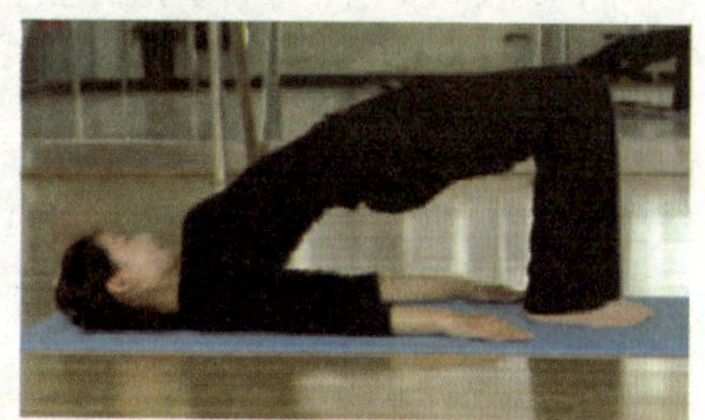

大拇指向内。

4. 呼气，腹部和臀部缓缓下落，双腿伸直，自然地伸展，双手放在腹部，感受与宝宝的交流。

小贴士

1. 身体抬起时要尽量收紧大腿和臀部的肌肉。

2. 这个姿势可以使孕妇心情平静，滋养生殖系统，强化骨盆，锻炼臀部和大腿的肌肉。

猫变化式

1. 双膝跪在地上，双膝距离与骨盆同宽；双手也伏在地上，双手距离与肩膀同宽。手指伸展；如果感觉不舒服的话可以用毯子垫在手掌或者膝盖下面。

2. 现在开始呼吸，呼气，身体向下压，眼睛看向下面。

3. 吸气，抬起头部，让心脏和喉咙一起尽量向上伸展。

4. 呼气，低下头，拱起背部。这个姿势给宝宝充分的空间，让宝宝得到舒展。同时放松肩膀和颈部。

5. 呼吸跟随动作反复几次，享受你的呼吸。

6. 还是保持这个动作，双脚并拢，双膝尽量打开，身体向后伸展，臀部坐在双脚上。十个手指指尖点地，力量从你的手部传到肩膀，传给宝宝再到臀部。身体慢慢向下压，感受呼吸，感受力量的流动，停留一会儿。

7. 吸气，恢复原来的姿势。手指向下，双脚张开。慢慢地将髋骨向上举起，脚跟提起，脚尖点地。如果觉得这个动作有难度，就双膝跪地，脚尖着地，双手向前伸展。

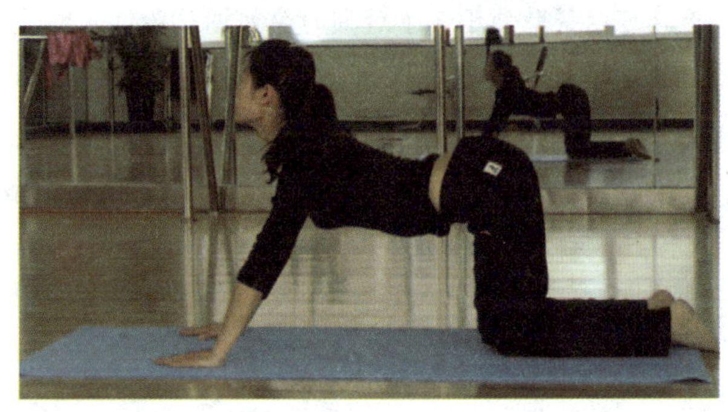

8. 放下左脚，弯曲右膝；然后弯曲左膝，放下右脚。就像踩脚踏车一样，双腿来回转动。

9. 呼吸，放松一下，将脚跟尽量提高，脚尖用力踩在地上。

10. 再次呼吸，回到原来的姿势，双膝跪地，用脚趾支撑，上身慢慢抬起。注意此时要将脚尖尽量着地，对经常穿高跟鞋的女性很有好处。

11. 吸气，双手在腹部前面交叉，慢慢抬起，高过头部，向上伸展。深深地呼气，稍稍停留一下。如果感觉有些吃力，就尽量将精力集中到呼吸上。

12. 呼气，放下双手，呼吸，休息一下。

13. 双手着地，慢慢抬起臀部，双手慢慢地向脚部移动；然后，慢慢地伸直上身。双手同时向上伸展，呼气，双手合十，放在胸前，感觉气流跟随双手从上到下流动到胸前。

14. 闭上眼睛，休息一下。

小贴士

1. 处于身体后部的这个姿势可以帮助舒缓神经痛，排出身体毒素；而且可以帮助处于怀孕后期的孕妇调整胎位。

2. 如果因胎儿的重量而感到背部疼痛，做这个动作对背部很有好处。

3. 做下压的动作时，根据你所需要的空间，注意不要挤压到宝宝。

太阳致敬式

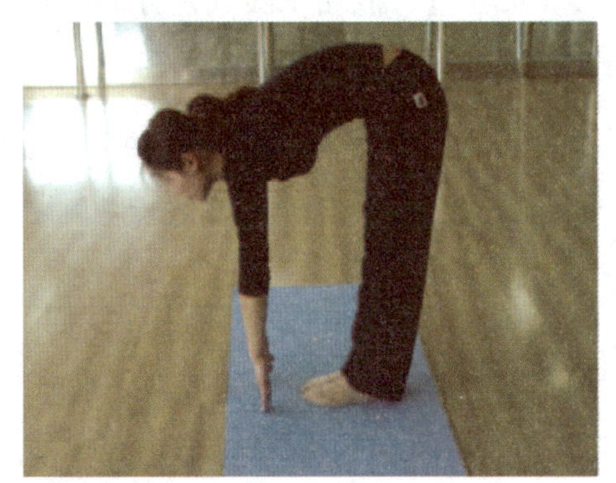

1. 站直身体，放松双脚，脚趾尽量张开，使我们向下用力时可以受力均匀。如果你的肚子还没有挡到你的视线的话，就将眼睛向下看。

2. 双手合十，放在胸前。深呼吸，想象着自己将要成为一位母亲，是多么值得自豪的事情。

3. 呼气，感觉脚底很踏实；呼气，双手分开，向上伸展，举高过头顶，眼睛随着手臂看向上方。

4. 手臂慢慢放下，上身向下弯，按在地面上，同时膝盖弯曲。手指支撑在地上，如果你觉得吃力，可以用一个枕头垫在手下面。如果觉得还比较轻松，可以弯曲手肘。

5. 吸气，腹部、颈部和头部都尽力向下压；呼气，从头部、颈部和腹部一次抬起，注意这时手指是一直按在地面上的。

6. 随着呼吸，下压，抬起，反复几次练习。感受气体的流动，双脚感觉很踏实。

7. 将双手放在双膝上，慢慢地抬起上身。两手伸向天空，在头部上方合十。如果感到有些晕眩，可以将双手合十在胸前。

8. 放松双臂，身体向下用力；吸气，双手尽量向上伸展，呼气双手保持合十，双手从你的头顶经过你的胸前，再经过你的宝宝，最后到达脚部，双手十指着地。

9. 呼气，放松；吸气，背部用力，向下压；呼气，放松；再次吸气，反复这个动作。

10. 吸气，抬起双臂，直起上身，双手合十于胸前，放松。

简易三角式

在上面的美体瘦身课程中，我们已经详细地介绍了三角式。但是孕妇做这个动作就需要减轻难度。

1. 身体呈“大”字，双脚打开，双脚的距离大约稍稍宽过双肩即可；双臂伸展，与肩部同高。

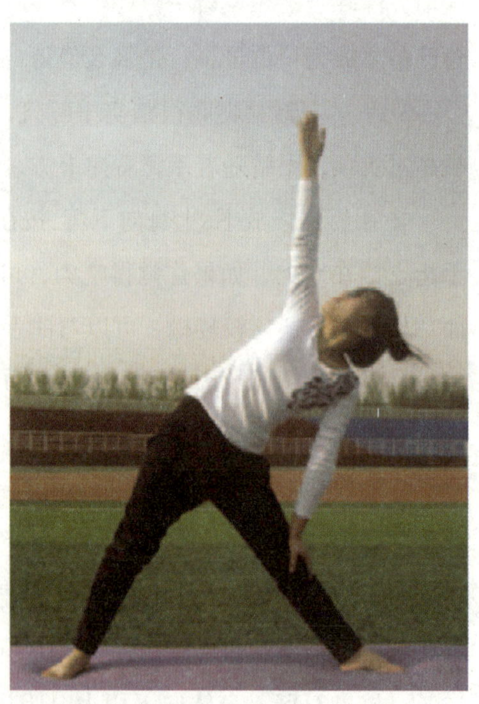

2. 吸气，左手放在左腿上；同时右手向上伸展，眼睛看向天空。稍稍停留一会儿。

3. 呼气，放下右臂，再次回到“大”字。

4. 吸气，右手放在右腿上，反方向再做一遍。

小贴士

1. 做此动作时，如果觉得颈部不舒服，可以不要将头部看向天空，向前看也可以。还要注意不要将上身的重量都集中在伏在腿上的手臂上，用双脚支撑整个身体的重量。

2. 这个动作可以伸展脊椎，缓解孕期对腰部的压力，加快血液循环。

臀部旋转式

1. 双腿交叉，端正地坐在地上。

2. 吸气，然后将左腿弯向身体后方，尽量将脚跟靠近臀部，将右脚的脚掌尽力贴紧左腿的大腿根部。

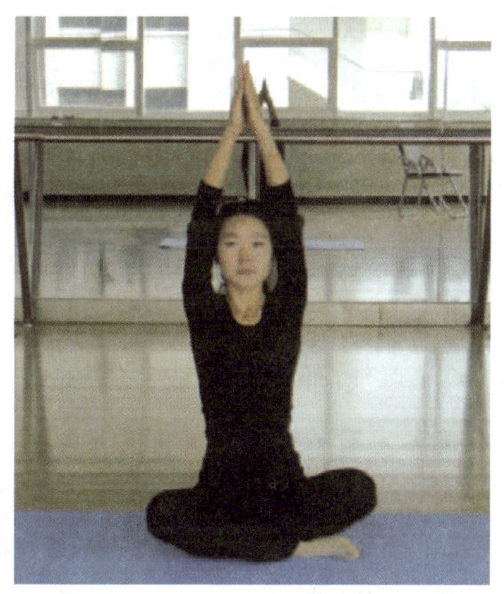

3. 再次吸气，双臂伸展，向上；在头顶合十，尽量保持脊柱的挺直。保持这个动作，停留一会儿。

4. 放下双臂，左腿回到身体前面。呼吸，稍稍休息一下。

5. 吸气，右腿向后弯曲，反方向再做一遍。

6. 回到原来的姿势，深深地呼吸几次，放松。

小贴士

1. 如果觉得这个动作吃力，可以将手掌的根部挨着头顶上方。注意身体的重心要放在臀部的中间，身体的脊椎也要保持挺直。

2. 这个动作可以拉伸腿部内侧肌肉，加快腿部的血液循环；放松僵硬的骨盆。

鱼式

这个动作需要一个枕头来辅助练习，请准妈妈们先准备好哦！

1. 整个身体仰卧在地上，将枕头垫在腰部下面；弯曲双腿，脚掌相对，尽量将双腿弯曲到最大限度；双手放在臀部下面，注意手掌要向下。

2. 吸气，抬起胸部，用两个肘部支撑上身的重量；颈部和头部要尽力向下仰，拉长颈椎，尽量使头部着地。

3. 呼气，头部慢慢地抬起；胸部和腹部缓缓地下落。吸气，再次抬起胸部和腹部，反复练习这个姿势。

4. 呼气，伸直双腿，双手自然地放在身体两侧，呼吸，放松。

小贴士

1. 做这个动作时，注意头部尽量放松，不要有重量，将重量集中在手肘的部位。时刻保持双脚紧紧相对。

2. 此姿势可以充分地放松颈部，缓解孕妇孕期胸部胀痛的症状。加快头部血液循环，使头脑清醒，改善偏头痛的毛病。

侧腰伸展式

这个动作需要一把椅子或者一个大的软枕，在练习前请准备好哦！

1. 臀部坐在椅子上，注意大约坐到椅子的三分之一处即可。两腿分开到极限，上身挺直。

2. 吸气，向上伸展右臂；呼气，用右臂带动身体向左侧弯曲；尽量弯曲身体，匀速地呼吸。

3. 呼气，放下右臂。

4. 换左臂向上伸展，身体向右侧弯曲。

5. 呼气，双腿并拢，两个手臂自然地放在双膝上，呼吸，放松。

小贴士

1. 做这个动作时腰部不要弯曲过深，感受呼吸在身体里的流动。

2. 这个动作可以伸展腰部两侧的肌肉，缓解腹部给脊椎的压力，减轻孕期腰部酸疼的症状。

❖ 孕后期瑜伽课程

练习之前，我们还是和宝宝沟通一下！亲爱的宝宝，你已经和妈妈相处几个月了，妈妈从一开始的兴奋，现在已经习惯了你的存在了。你的每一次胎动，都是给妈妈最好的鼓励。妈妈会一直坚持锻炼好身体，给你最充足的营养，让你发育得健健康康。下面和妈妈一起来练习瑜伽吧！

骆驼式

各位美丽的准妈妈们，这个姿势需要一把椅子辅助练习哦！

1. 把椅子放在身后，双膝跪地，两个膝盖的距离大约与肩部同宽。

2. 双手同时向后，伏在身后的椅子上。吸气，尽量使身体向前伸展；腹部、胸部都要尽量伸展；头部向下仰，拉伸颈部。随着呼吸，尽量扩充、收缩胸部。深深地呼吸，感受气流在身体里的流动，拉伸双臂。

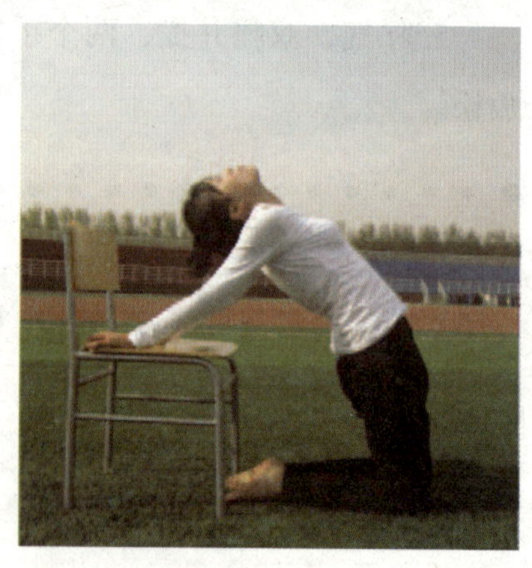

3. 呼气，双臂回到身前，合十在胸前，呼吸，放松一会儿。

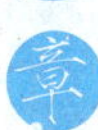

小贴士

1. 练习时要注意收紧臀部和两腿的肌肉，将身体的重量都放在膝盖上。

2. 这个动作可以放松颈部，滋养胸部；加快上身的血液循环。

猫变化式

1. 用双手和膝盖支撑身体，双膝打开与肩部同宽，双臂和大腿都垂直于地面，十指张开，以便受力均匀。

2. 吸气，抬起头部，拉伸脊椎，翘起臀部，尽量地伸展身体。

3. 呼气，腹部和胸部都向上拱起，收紧臀部，头部向下，尽量地收缩。

4. 伴随着呼吸，反复做这个动作 5 ～ 6 次。

5. 吸气，右腿向后蹬直，左臂向前伸直，让右腿、左臂和身体保持在一条直线上。稍稍停留一会儿。

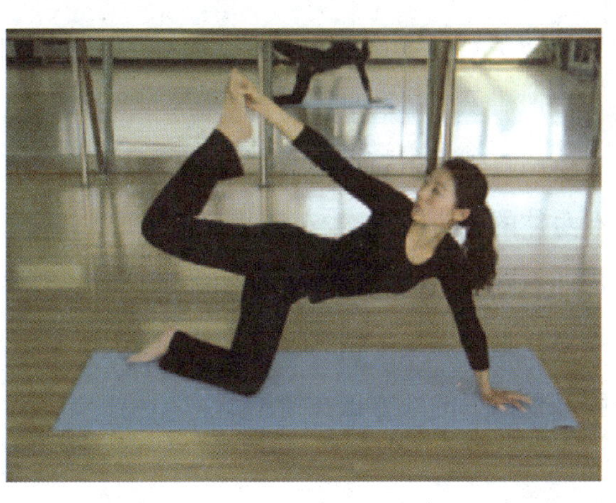

6. 呼气，右脚缓缓地放下，脚尖着地，左臂依然保持伸直。

7. 右腿向上弯曲，左臂向后。用左手抓住右脚脚趾，尽量向上抬起右脚。

8. 呼气，放下右腿，双腿跪地；同时，左臂放下，回到原来的姿势。

9. 伸直左腿和右手，换反方向做同样的动作。

10. 呼气，双腿跪地，慢慢直起上身，双手自然放在双腿上，呼吸，放松。

小贴士

这个动作可以伸展脊椎，缓解孕期的腰背疼痛的症状；同时锻炼腿部肌肉，美化腿部线条；也锻炼身体的平衡能力。

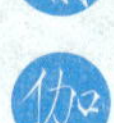

树式

这个动作是大家非常熟悉的，难度也不大，但是对于怀孕中期和后期的孕妇来说，可能就有些困难了，所以孕妇在练习时要准备一把椅子，帮助身体保持平衡。

1. 身体站直，尽量将双腿夹紧，两个膝盖不要有空隙。将椅子放在身体的旁边。

2. 弯曲右腿，右脚紧贴在左腿膝盖的位置。双手在胸前合十。这个动作是需要集中精力保持平衡的，为了防止孕妇摔倒，要将右腿膝盖以下的地方抵在椅子上。

3. 吸气，双臂举起，注意保持双手合十，举高过头顶。均匀地呼吸，坚持一会儿。

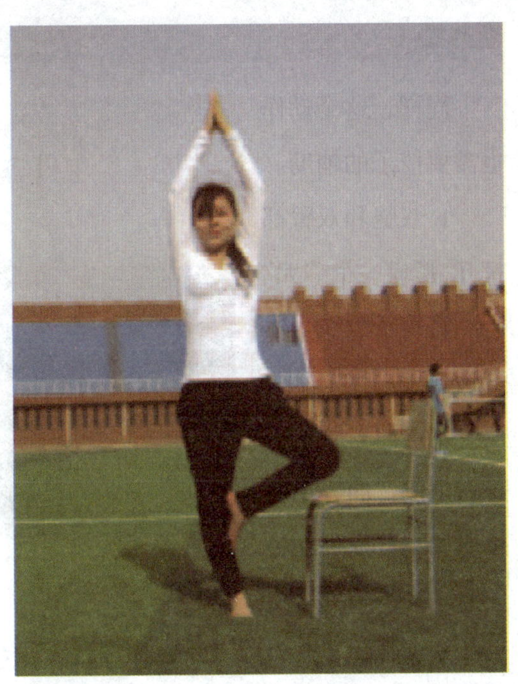

4. 呼气，放下手臂和右腿，呼吸，稍稍休息一会儿。

5. 吸气，弯曲左腿，反方向做同样的动作。

6. 回到站立的姿势，深深地呼吸，放松。

小贴士

1. 做这个动作时，要感受身体的力量从腿部慢慢向上流动，一直到手部。可以拉伸腿部内侧和手臂后方的肌肉，锻炼身体的平衡能力。

2. 这个动作可以培养专注力，让妈妈感受与宝宝的交流，平稳孕妇的情绪。

半月式

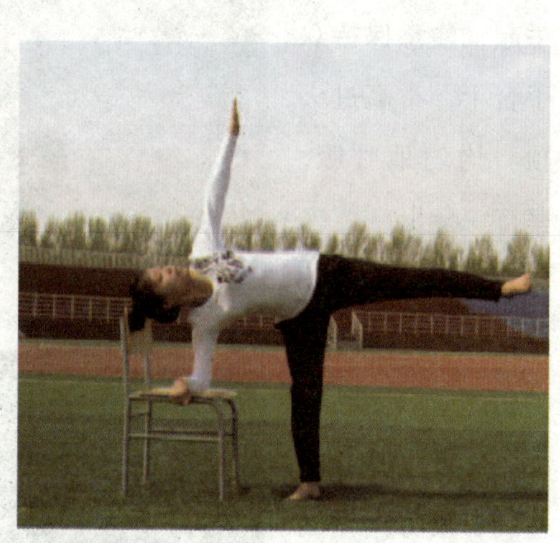

同样，这个动作也需要椅子的辅助。

1. 双腿和双臂都打开，形成一个“大”字。将椅子放在身体旁边。

2. 弯曲右腿，上身右下侧弯曲，用右手肘和小臂支撑在椅子上。

3. 吸气，抬起左腿，与身体保持在一条直线上。同时，举起左臂，伸向天空。头部向上转动，看向天空。

4. 深深地呼吸，感受气体的流动。保持腿部伸直，坚持一会儿。

5. 放下左腿，伸直上身。呼吸，稍稍放松一下。

6. 将椅子移到身体左边。换左臂支撑在椅子上，抬起右腿，举高右手，反方向坚持一会儿。

7. 身体站直，双手合十在胸前，呼气，放松一会儿。

小贴士

1. 练习此姿势时，要感受身体中的能量从身体中间向四肢流动。

2. 这个姿势需要集中注意力，能够提高平衡力。平稳紧张的情绪，舒缓心情。

勇士式

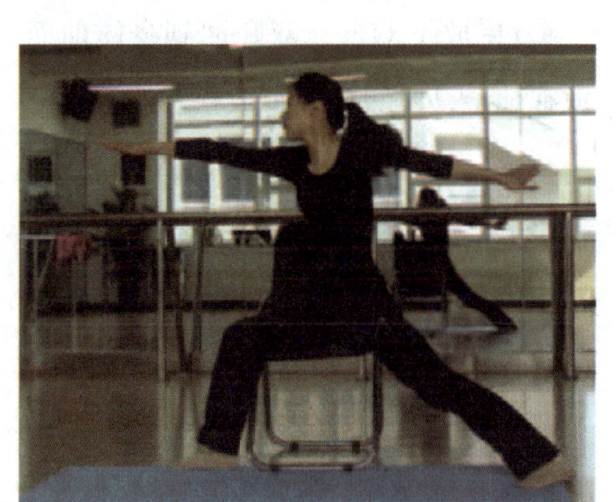

这个姿势还是需要椅子的辅助，请大家准备好哦！

1. 身体站直，将椅子放在身后，坐在椅子上。

2. 双腿打开最大的限度，双手合十在胸前。

3. 右腿伸向右边，左腿伸向后方，尽力拉伸，用脚尖扣住地面。同时，双臂伸平，保持与肩部同高。眼睛看向右边。深深地呼吸，坚持一会儿。

4. 收回左腿，放下双臂，呼吸，稍稍放松一下。

5. 换作反方向，伸右腿，抬起双臂，转头。

6. 吸气，身体向左弯曲，左手小臂放在左腿大腿上。同时，将右臂高高举起，眼睛看向天空。同时保持右腿向后拉伸。停留一会儿。

7. 身体转向左侧，脊椎挺直，双手合十于胸前。

8. 慢慢举高双手，拉伸手臂，深深呼吸，停留一会儿。

9. 放下手臂，身体转向前方，收回左腿。

10. 吸气，反方向再做一遍。身体传向右边，伸展左腿，合十双手，举高。

11. 放下双臂，双腿回到身体前面，自然并在一起，双手放在腿上，呼吸几次，放松。

小贴士

1. 在做这个动作时，要注意用椅子来支撑身体的重量，尽量拉伸双腿，尤其是后腿要用力挺直。

2. 这个动作可以拉伸腿部和腹部肌肉，美化腿形。

瑜伽

下蹲式

1. 身体站直，打开双脚，双脚距离比肩部稍稍宽一点；双手自然交叉，垂在身体前方。

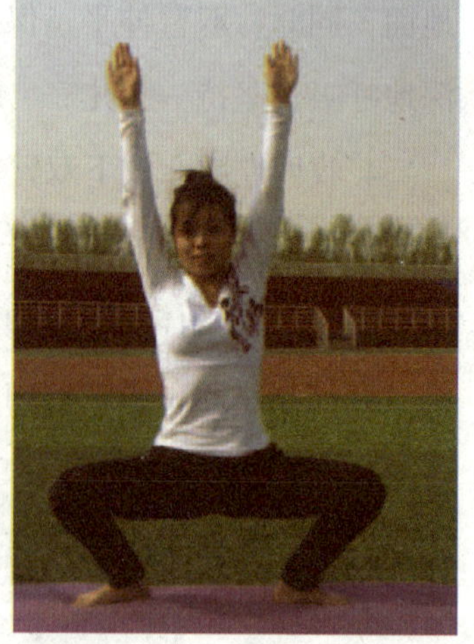

2. 双脚向外侧打开，双手向两侧伸展，与肩部在一条直线上。

3. 吸气，身体慢慢下蹲。双手合十于胸前。呼气，慢慢地呼气，停留一会儿。

4. 吸气，慢慢举高双臂，分开双臂，掌心向前，尽量地伸展，使双臂垂直于地面。呼气，多坚持一会儿。

5. 呼气，手臂下落。慢慢直起身体，并拢双腿。呼吸，放松一下。

小贴士

1. 在做这个动作时，可以站在墙面前，下蹲后难以保持平衡，这样身体就不会向后仰倒了。但是，不要过于依赖于墙壁，否则失去了练习的功效。如果孕妇下蹲不方便，就要用一块瑜伽砖垫在臀部下面，以帮助练习。

2. 做这个动作时，尽量保持均匀的呼吸，不要屏气。根据自己的身体情况练习，不要过度勉强。

3. 此动作能够很好地强健大腿肌肉，灵活骨盆，有助于孕妇顺利生产。

拉弓式

1. 坐在地面上，双腿向前伸直，并拢双脚。上身保持直立，双手自然垂直在身体两侧。

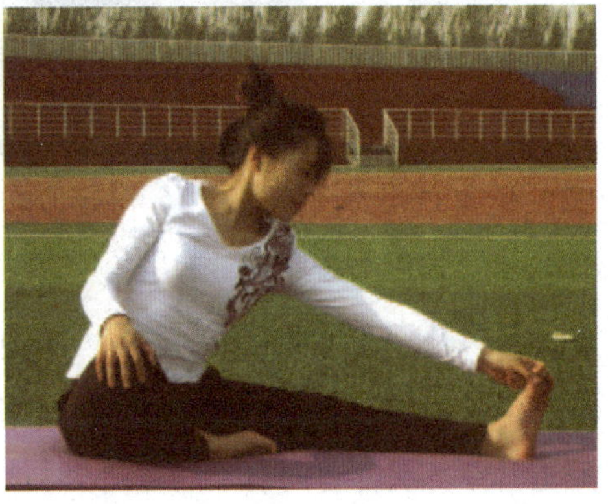

2. 弯曲右腿，右手伏在右膝上。

3. 身体向前倾，用左手的食指和中指勾住左脚的大拇指。

4. 吸气，身体向下压；呼气稍稍放松身体。反复练习几次。

5. 放开左手，右腿伸直，呼气，放松一下。

6. 弯曲左腿，反向再做一遍。

7. 双腿并拢，呼吸，放松。

小贴士

1. 如果柔韧程度不好的人，可以用手抓住脚踝，或者小腿肚，不要勉强要求动作标准，达到自身极限即可。

2. 这个动作会很好地拉伸腿部后侧的肌肉，强健腿部肌肉，有缓解静脉曲张的作用。还可以灵活骨盆，帮助分娩。

侧伸展式

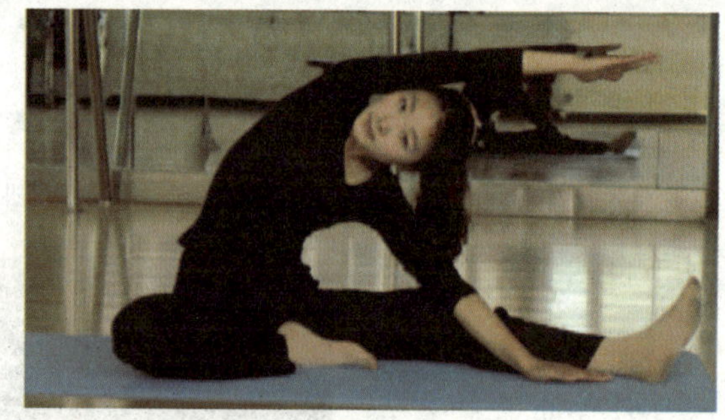

1. 端坐在地上，背部挺直，双手自然放在双腿上。

2. 左腿向左侧伸展，蹬直脚尖，尽量伸展脚趾，注意膝盖不要弯曲。右腿脚掌尽力贴在左腿大腿内侧。

3. 身体向左弯曲，左臂弯曲放在左腿前面，左手小臂支撑在地面上。同时，右臂向上伸展，并随着身体向左弯曲，上臂贴近耳朵。头部看向右手的方向。

4. 吸气，将身体向下压；呼气，稍稍抬起身体；再吸气，向下压，反复练习几次。

5. 放下手臂，身体挺直，收回左腿。呼气，放松一下。

6. 伸展右腿，弯曲身体，伸展左臂，反方向再做一次。

7. 回到原来的姿势，呼吸，放松。

小贴士

1. 柔软程度不好的人，可以将右臂放在腿上，不必按在地上。

2. 这个动作可以灵活脊柱，缓解孕妇因腹部压力造成的腰部酸痛。

儿童瑜伽课程

❖ 山式

山是沉默、静止、高大、伟岸和安静的，在山式中可以锻炼儿童的脊柱，纠正不良姿势，使孩子们的站姿更加挺拔，保

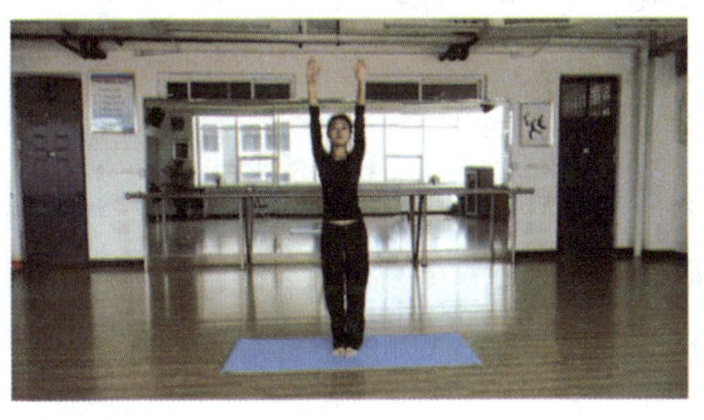

持身体和思维的平衡。

1. 双脚牢牢地站在地板上，大腿肌肉均匀地分布力量，保持平衡。身体向上伸展，想象自己很高大，像一座山一样挺拔。

2. 肌肉紧绷，鼻子吸气，双臂向前伸展，并打开到与肩部同宽，掌心相对。

3. 呼气时，双臂向上举起，夹住耳朵，举过头顶。

4. 保持这个姿势不动，想象自己就是一座山啦！

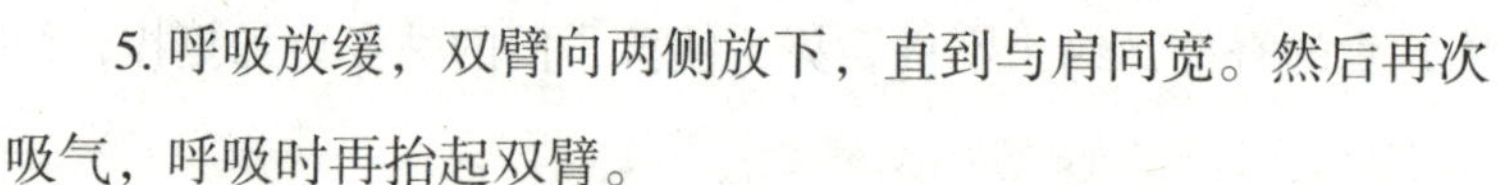

5. 呼吸放缓，双臂向两侧放下，直到与肩同宽。然后再次吸气，呼吸时再抬起双臂。

❖ 火烈鸟式

火烈鸟是粉红色的，还可以一连 12 小时单腿站立！这个姿势可以使儿童保持身体平衡，集中注意力，让孩子有在空中挥动翅膀、在空中自由飞翔的感觉。

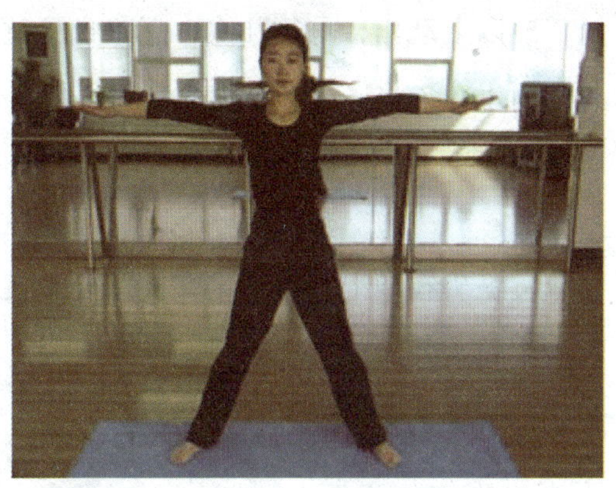

1. 双脚稳稳地站住，鼻子均匀地呼气吸气。

2. 双手合十，慢慢抬起左脚，使小腿与地面平行。也可以将膝盖弯曲，脚掌抵住右腿的根部。

3. 打开双臂，与肩部同高。

4. 身体微微向前倾，左脚向后伸展。

5. 双臂与呼吸相配合，上下摆动。就如同一只在空中飞翔的火烈鸟！

6. 然后慢慢地放下左脚，双臂自然下垂。再抬起右脚，重复以上动作。

❖ 喷泉式

喷泉美丽又浪漫，水花四溅的样子最动人了。喷泉式让孩子们想象自己是一个小小的喷泉，将体内的压力都释放出来。

1. 双脚站稳，双手合十在胸前。

2. 吸气，双手慢慢向上伸，举过头顶。

3. 呼气，双手分开，慢慢下落，直到自然下垂。

4. 再次合十双手，配合着呼吸，再次向上伸展。

5. 以上动作，重复几次，想象自己就是一个喷泉不断地向外喷射水花，将体内的压力都喷射出来！

❖ 狮吼式

1. 跪坐在地上，臀部坐在脚跟处；挺直背部，双手自然放在两个膝盖处。

2. 双臂向前伸，十个手指头尽量张开；同时把嘴巴大大张开，伸出舌头，眼睛尽量向上看；均匀地呼气。想象着自己就是一只威武咆哮的大狮子！

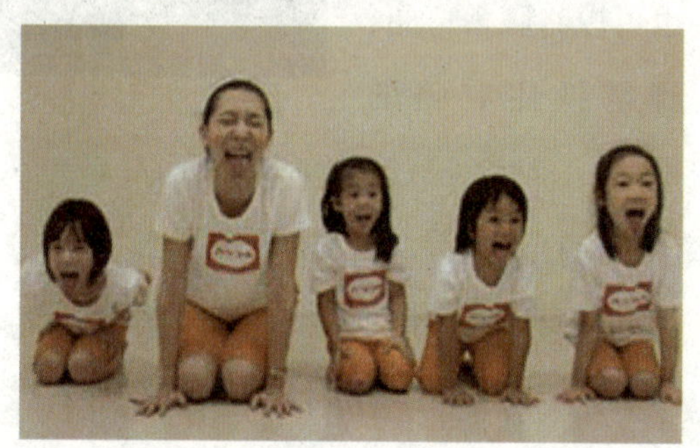

小贴士

这个动作尽量让孩子们处于一个融洽放松的环境下进行；

这个动作能够充分地放松孩子们脸部的肌肉，使孩子表情明朗活泼。

❖ 蝴蝶式

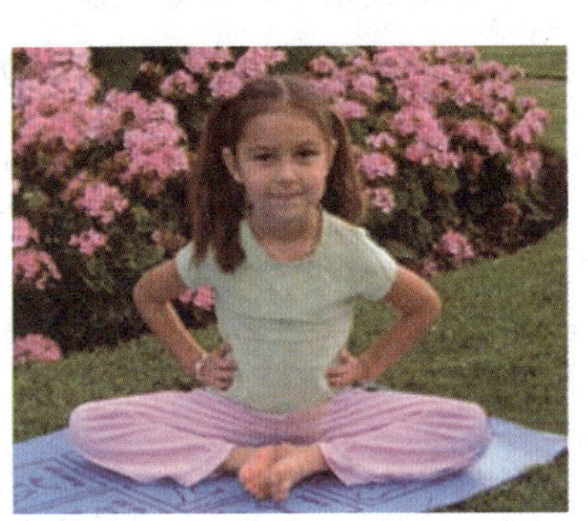

1. 坐在地上，弯曲双膝，让双脚的脚掌相对，双手握住两个脚背。

2. 然后，伴随着呼吸上下摆动膝盖。想象着自己就是一只正在空中飞舞的蝴蝶。

小贴士

这个动作可以滋养肾脏，对多尿的孩子很有帮助。

❖ 树式

一棵树有粗壮的根部，扎根于土地中，而叶子高高在上，在风中飞舞！这个动作可以锻炼儿童的腿部肌肉，加强大腿内

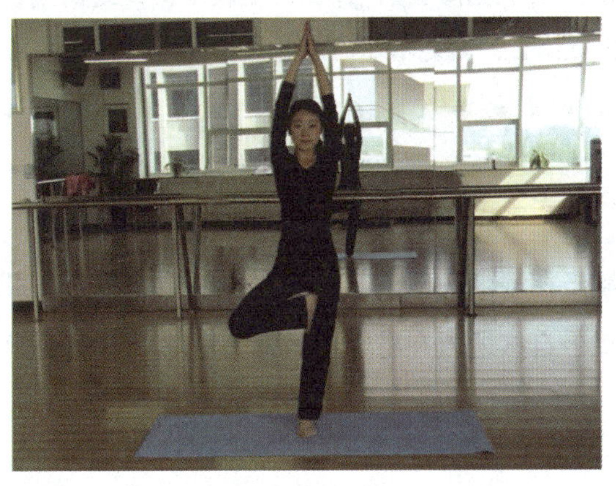

部的力量，还可以增强集中力和平衡能力。

1. 山式站立，双腿夹紧。

2. 然后将右脚抬起，脚掌放在大腿内侧。

3. 双手在胸前合十，慢慢向上举起，身体向上伸展。呼吸，坚持一会儿。

小贴士

山式还可以两个人一起练习，如果是一个大人和孩子一起练习可以加强亲子关系。

1. 山式站立，两个人相互挨着站在一起，双手自然放在身体两侧。

2. 双方外侧的腿都向上弯曲，脚部抵住另一只腿的膝盖。

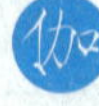

3. 内侧双手握住对方，外侧手臂上举，然后内侧双手也向上举起，但是要牵在一起。

4. 双手跟随呼吸的韵律摆动，想象自己就是立在风中的一棵大树。

5. 双手回到身体两侧，外侧的腿放下，回到山式。

6. 互换位置，重复刚才的动作。

❖ 莲花式

1. 端坐在地上，双腿交叉，尽量让脚跟靠近大腿内侧。

2. 双手自然地放在膝盖上，掌心朝上，慢慢地呼吸。

小贴士

1. 做这个姿势时背部要尽力挺直，保持均匀的呼吸。

2. 这个姿势可以预防孩子驼背，塑造良好的身形；同时也训练他们如何保持平静，提高专注力。

结束语

世界上总是有很多奇妙的东西存在，不管是在你的身体内部还是外部，这种奇妙的力量总是会贯穿你生活的始末。通过练习瑜伽，让你在真实生活中感受到这股力量的存在。并且，让我们的身体充分仰仗这股力量去生机蓬勃地成长。这也是我们练习瑜伽的健身目的。

在本书中介绍了瑜伽的来龙去脉和它在现代生活的发展演变，通过详细的讲述说明了练习瑜伽的诸多好处。在美国有一位 83 岁的老太太每天坚持练习瑜伽，并且保持多年，现在依然身体强健，韧带柔软，肌肉健美，看上去也年轻很多；在印度，很多人练习瑜伽，他们将瑜伽视为修行、养生的宝典。瑜

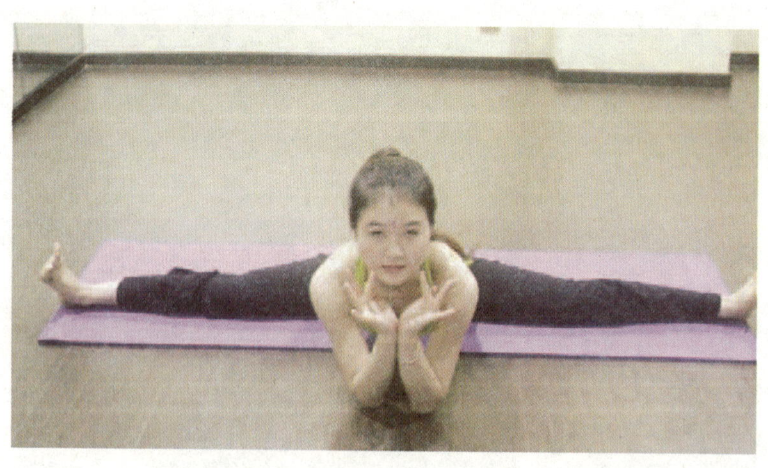

伽是属于整个世界的健身宝典，你一旦拥有了它，你就注定爱不释手。

瑜伽的精神源远流长，它的发展也愈加的丰富，有了不同类型和针对不同人群的分支。像本书中所介绍的美体瘦身瑜伽、儿童瑜伽、孕妇瑜伽、面部瑜伽、高温瑜伽；还有本文中没有提到的很多种瑜伽分类，如丰胸瑜伽、增高瑜伽、情侣瑜伽、男子瑜伽等。但是它的根源都源自古老的印度瑜伽，在古老的印度就已经流传着 80 种瑜伽基本体位。大致包括简易坐、半莲花坐、莲花坐、金刚坐、英雄坐、吉祥坐、至善坐、悉达坐、山式、莲花身印式、英雄式、牛面式、金刚坐扭手式、坐蛙式、控制莲花式、巴拉瓦伽二式、简化脊柱扭动式、半脊柱扭动式、脊柱扭动式、加强脊柱扭动式、圣哲玛里琪一式、圣哲玛里琪二式、圣哲玛里琪三式、圣哲玛里琪四式、转躯触趾式等 25 种瑜伽体位。练习瑜伽有很多的好处，高温瑜伽让人可以减

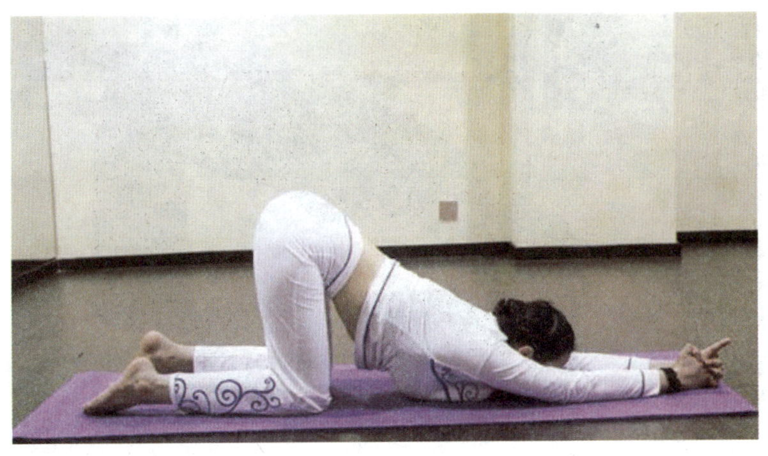

肥塑身、排毒养颜；减压瑜伽可以让人放松心情、纾解压力；纤体瑜伽可以让人曲线优美、改善体形；女性瑜伽可以让人调节身体、滋养身心；力量瑜伽可以让人身体强健、提高体能；儿童瑜伽可以促进孩子发育、纠正体形；熏香瑜伽可以保持代谢平衡；办公室瑜伽可以预防一些职业病，舒缓压力；脊柱瑜伽可以矫正不良的身姿，强化腰部力量。

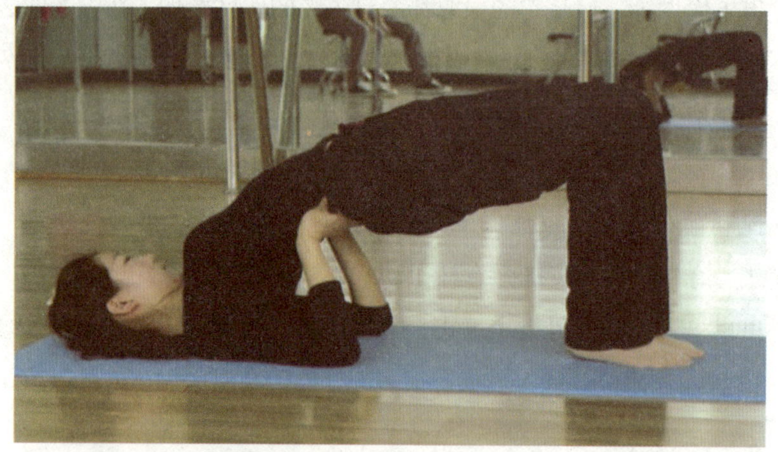

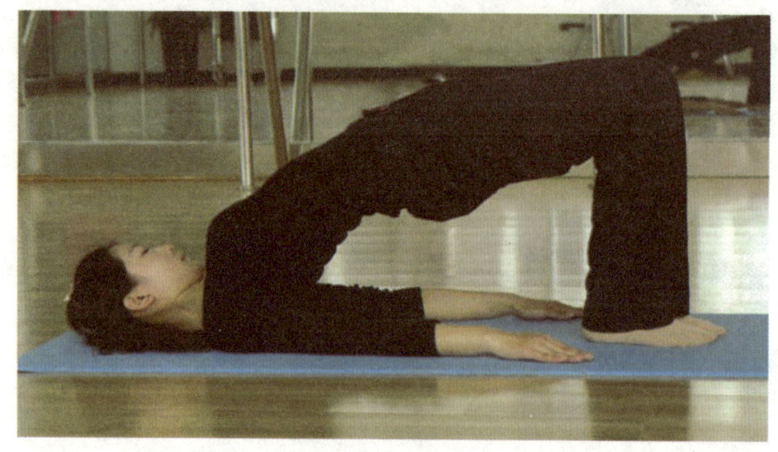

一年四季练习瑜伽都会有不同的好处：春季是天气由寒转暖，万物复苏、生发的时节，人体的器官也是一样充满了活力。这时的人们应该有春天般的朝气，精神情绪需欢畅、轻松、愉快才好！金珠舞韵瑜伽之兰花练习体系结合了春季时人应调养身心的基本规律，以调肝养血为主，配合专业的瑜伽体位和舒缓悦耳的音乐，使练习者轻松练习并感身心舒畅与鲜活，可使身心和春气相适应融合，达到改善体质、增强抗病能力、预防流行性感冒和皮肤疾病等目的。

夏季是四季中气温最高的季节，因此，人体的新陈代谢十分旺盛。而夏季闷热的气温则容易使人闷热不安，困倦与烦躁，因此，应忌防心火内生，以调养脾胃为主。金珠舞韵瑜伽之荷花练习体系结合了夏天人应调养脾胃强壮消化系统的规律，配合专业的瑜伽体位和舒缓激昂的音乐，消化多余而又不利于身

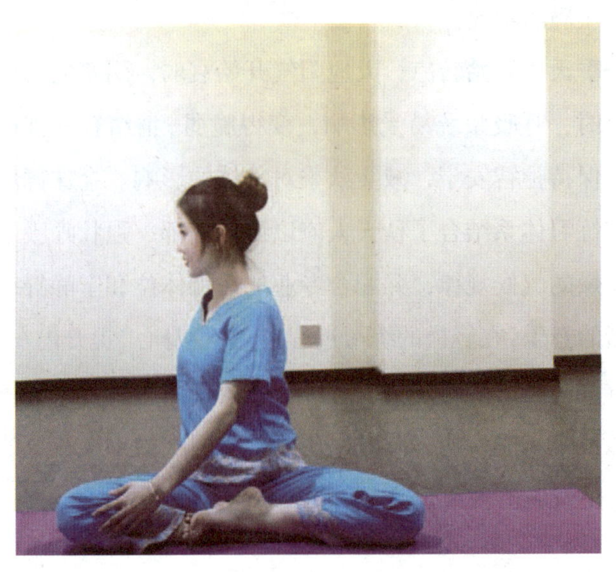

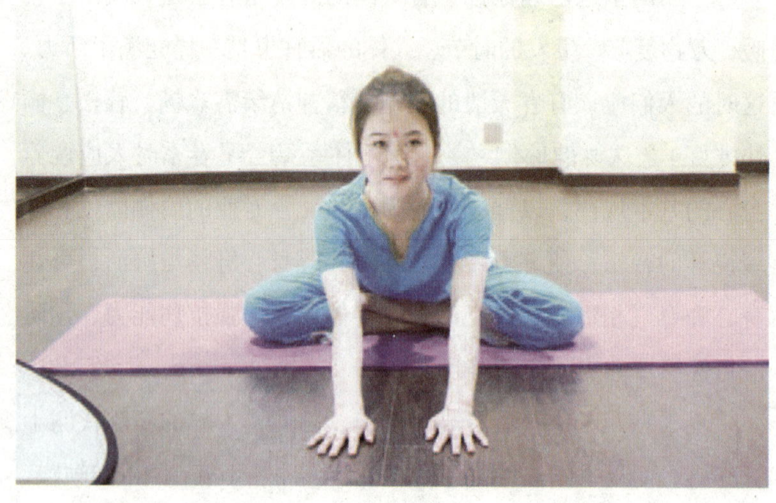

体的热能，在塑造您亭亭玉立身形的同时，还可防止因燥热而产生的心火内生、脾气暴躁，还有神清气和、生津开胃、预防肠胃道疾病的功效。

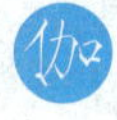

秋季天气开始转凉，天地阳气开始衰弱，阴寒之气逐渐加强。此时，呼吸系统易受影响，变得脆弱；情绪容易抑郁，此时应该保持神智安宁，减缓秋季对人体的影响。金珠舞韵瑜伽之菊花练习体系结合了秋天人应以调养肺部、强壮呼吸系统而适应干燥的气候规律，并配合专业的瑜伽体位和宁静舒缓、改善情绪的音乐，在轻松的练习过程中，愉悦身心，提升内在气质。同时舞韵菊花的练习还会改善神经系统受刺激后导致机体正常平衡紊乱带来的疾病。同时，还能预防因气候干燥造成的皮肤干裂、毛发脱落现象。

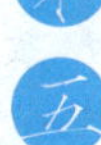
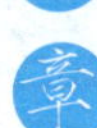

冬季万物凋零，阳气衰微。阴气过盛使人体的新陈代谢处于缓慢水平，情绪也会消沉，肾气易受损。金珠舞韵瑜伽之梅花练习体系结合了冬天的养生规则，以专业的瑜伽体位，配以轻松悦耳的瑜伽音乐，使人们在练习的过程中，调整情绪，陶冶情操。同时还能增强肾功能，贮藏精气，调节人体的水液代谢，减缓自然界一时变化带给身体的不适。

瑜伽的魅力越来越大，吸引了越来越多的追随者。通过后人对瑜伽练习方式的不断总结，现在我们练习瑜伽已经有了相

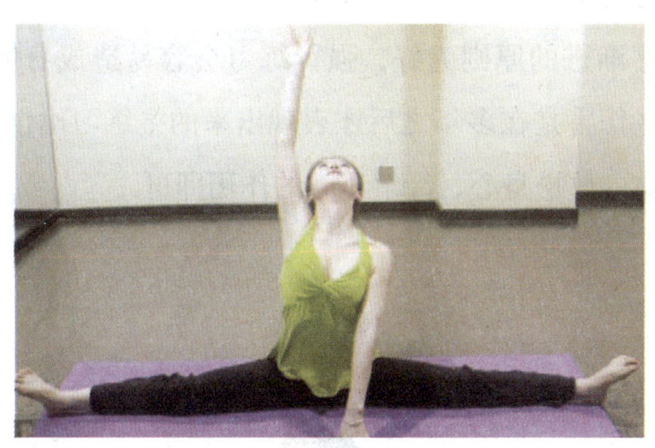

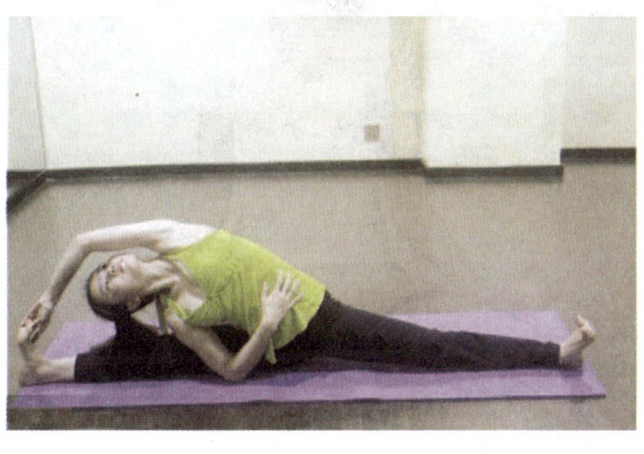

对来说较为详细而系统的步骤以及解说：练习瑜伽要分为三个阶段，分别是身体的实践、饮食疗法和最高境界生活在瑜伽之中。第一个阶段是修炼的步骤，练习瑜伽冥想法、呼吸和体位；第二个阶段是要改变自己的饮食习惯和生活中的工作、休息和睡眠的平衡关系。第三个阶段是让瑜伽的精神注入内心，由内向外地散发美丽和快乐。一般的人只会完成到第一和第二个阶段，而忽略了瑜伽的内心力量，其实瑜伽不是一种运动，它已经成为一种生活，完成这三个阶段才算是完成了瑜伽的修炼。

在这里强调一点，瑜伽不同于杂技和舞蹈，并不是一味追求高难度的动作，也不是身体越柔韧就越好。练习瑜伽还是要遵循循序渐进的原则为好，强行练习会容易造成身体的损伤，而且一些伤害是在多年之后才表现出来的；练习瑜伽只要达到舒展身体、放松身心、纾解压力的作用即可。

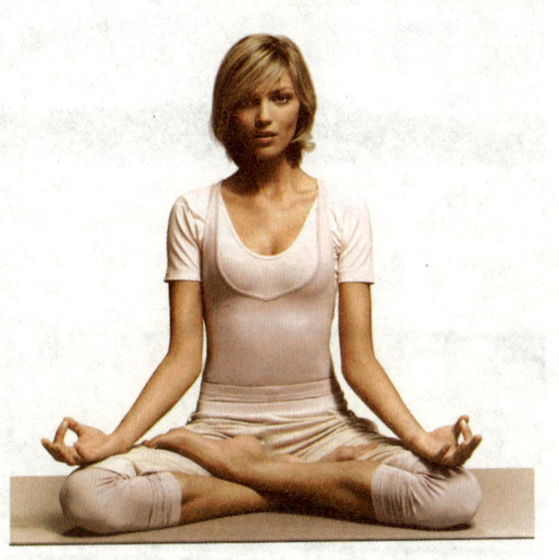